ブックレット新潟大学

日本人はスギ花粉症を克服できるか

平　英彰

新潟日報事業社

も く じ

第 1 章　日本におけるスギ花粉症の現状とスギの歴史 ………… 4

第 2 章　スギ雄花の着花特性 ……………………………… 16

第 3 章　スギの花粉飛散特性
　　　　（スギ雄花の休眠とその覚醒）………………… 23

第 4 章　スギ空中花粉飛散数の予測
　　　　（正確な花粉飛散の予測のために）…………… 36

第 5 章　全国におけるスギ空中花粉飛散の特徴 ………………… 44

第 6 章　スギ林の花粉飛散対策
　　　　（真実を知ることが必要）……………………… 61

第 7 章　スギ花粉症問題を解決するために
　　　　（あなたはどちらを選択しますか）…………… 67

第1章　日本におけるスギ花粉症の現状とスギの歴史

　スギ花粉症は現在、日本の大きな社会問題になっています。重症のスギ花粉症の人は、スギを見ると切り倒したくなる衝動に駆られることがあるようです。しかし、日本に分布するスギをすべて伐採したとしても、花粉症の根本的な解決にはなりません。スギ花粉症がこれだけ大きな社会問題になった背景には、日本の風土、人々の暮らし、産業、貿易などいろいろな要因が絡んでいます。日本人がこれを克服するには、どうすればよいのでしょうか。2005年（平成17年）の春は、これまでの記録を上回るスギ花粉飛散数が観測されることが全国各地で予想されており、大きな話題になっています。しかし、スギ花粉飛散期を過ぎると、スギ花粉症の深刻な問題は、翌年の花粉飛散期を迎えるまで、毎年繰り返されるお祭りのように忘れ去られてしまいます。本書は、長年スギの研究に携わってきた筆者が、スギの立場から花粉症対策について考えたものです。

■　スギ花粉症はいつから発生したか（悪者はスギか）

　42年前、東京医科歯科大学耳鼻咽喉科医局から栃木県日光の診療所に派遣されていた斎藤洋三（堀口、斎藤1962）は、日本で初めてスギ花粉症患者の発生を報告しました。それ以前、日本人にはアレルギー病はほとんどなく、アレルギー性鼻炎は日本に存在しないといわれていました。以来、スギ花粉症患者は毎年増加し続け、現在では、日本の総人口の15％を超えるといわれるまでに急増しています。スギは、人類が発生する前から日本に生育しており、江戸時代には、大坂、京都、江戸などの都市

近郊にすでに広大なスギの植林地がありました。そして、スギの植林は江戸末期から明治期にかけて、日本の産業の発展に伴って全国各地で進められました。花粉を大量に飛散し始める31年生以上のスギ林は、1901年（明治34年）から1935年（昭和10年）にかけて20万ha、1936年（昭和11年）から1970年（昭和45年）にかけて70万haで推移しています（図1-1）。日本におけるスギの植林史を考えると、日本人は古くからスギ花粉と接し、スギ花粉症患者が急増した1975年ころに、神奈川県相模原市で観測されている年間2000個／cm²前後のスギ空中花粉が飛散した地域が古くからあったと考えられます。日本でスギ花粉症患者が昭和の後期になってから発生したことは、産業の発達に伴って大気汚染が深刻化したことや、食べ物の変化、抗生物質の使用などがその原因として挙げられます。スギ花粉症は死に至る病気ではありませんが、くしゃみ、鼻づまり、目

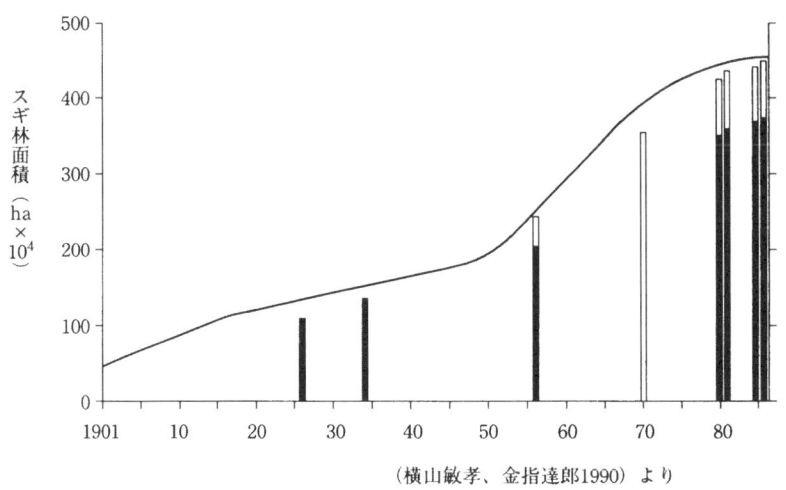

（横山敏孝、金指達郎1990）より

図1-1　1900年以降における31年以上のスギ林の変化

のかゆみなどのアレルギー症状を引き起こし、いったん発症すると完治することは困難で、花粉症患者の日常生活に大きな苦痛をもたらします。スギ花粉症による労働意欲の減退や治療のための医療費などによって発生する経済的損失は、平成10年度で2,860億円に達することが報告されており、スギ花粉症は日本の大きな社会問題になっています。

■ スギはいつから地球に存在していたか（スギ科植物の盛衰）

現在、スギ科植物にはスギ、ミナミスギ、コウヨウサン、セコイアオスギ、セコイヤメスギ、アケボノスギ、ミズスギ、ヌマスギ、タイワンスギなど9属が知られています。これらのうちオーストラリアのタスマ

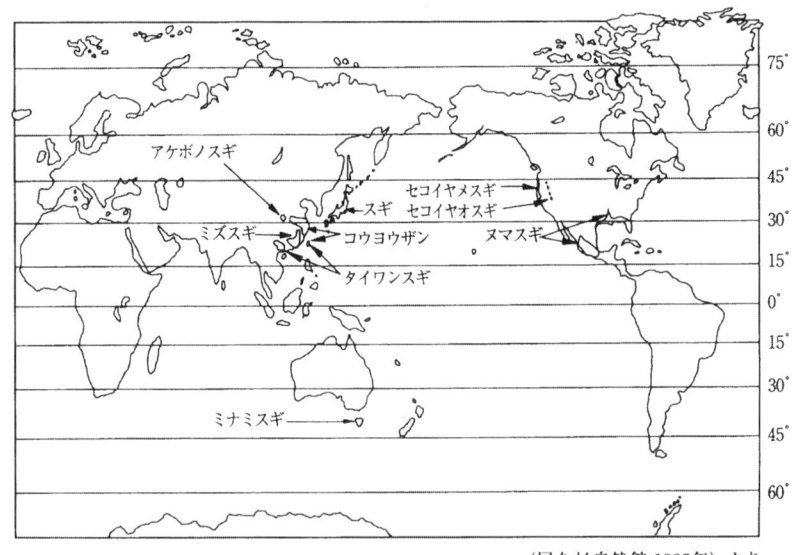

(屋久杉自然館 1985年) より

図1-2　世界におけるスギ科植物の分布

ニアに生育するミナミスギを除けば、そのほとんどが主に北アメリカと東アジアの限られた地域に生育しています（図1−2）。スギ科に近いと考えられる針葉樹は、ジュラ紀（約2億3000〜1億3700万年前）にすでに出現していたといわれていますが、スギ属の多くは白亜紀（約1億700〜6700万年前）後期に出現し、広く北半球に分布していました。しかし、第三紀の終わりとともに急速に分布域を狭め、現在のような固有分布になりました（図1−3）。これは第四紀に入り地球が寒冷化し、急速に環境が変わったことが原因と考えられています。スギ属は日本と中国の一部（福建省、江西省、湖南省）に分布していますが、中国に分布しているスギ（*Cryptomeria fortunei*）と日本に分布しているスギ（*Cryptomeria japonica*）とは別種とされています。しかし、球果の形態や針葉の酸素の遺伝子型に差がないことから、中国に分布しているスギは日本に分布しているスギと同種と考えられています。

スギ科各属の現生種分布と化石記録

属　名	現生種 種数	現生種 分布	日本における化石記録 白亜期	古第三紀	新第三紀	第四紀
ミナミスギ (Athrotaxis)	3	タスマニア				
スギ (Cryptomeria)	1	日本、（中国南部?）			━━━	━━
コウヨウザン (Cunninghamia)	2	中国、台湾	━━━	◆━━━	━━━	●●●●●
ミズスギ (Clyptostrobus)	1	中国南部	━━━	◆━━━	━━━	
アケボノスギ (Metasequoia)	1	中国（四川、湖北、湖南）	━━━	━━━	━━━	●●●●●
セコイアメスギ (Sequoia)	1	アメリカ西岸	━━━	━━━	━━━	
セコイアオスギ (Sequoiadendron)	1	アメリカ西岸			━	
タイワンスギ (Taiwania)	2	中国、台湾	━━━	━━		
ヌマスギ (Taxodium)	3	アメリカ、メキシコ	━━━			

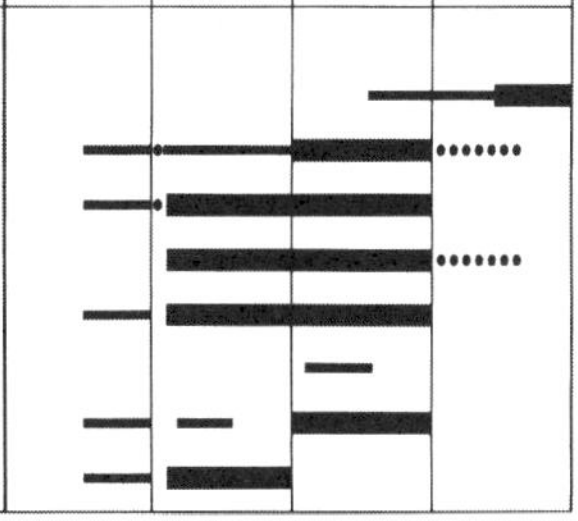

植村和彦：スギの祖先とその分布変遷（遺伝1981）より（一部改変）

図1−3　スギ科植物の現世種分布と化石記録

■ 日本におけるスギの発祥地（スギのふるさとはどこか）

　現在、日本に分布しているスギと対応する最も古い化石は、秋田県にある田沢湖の北方、檜内川の上流にある宮田村の中新世後期（530万年前）の地層からムカシブナなどの温帯性の植物とともに発掘されており、ミヤタスギと記載され、現存するスギと同じであるとされています（図1－4、植村、1981）。ミヤタスギと同年代のスギ化石は、岩手県田山、山形県赤倉などでも発見されており、温暖な気候下で繁殖するグリプストストローブス、メタセコイア、セコイア属などとは一緒に産出されませ

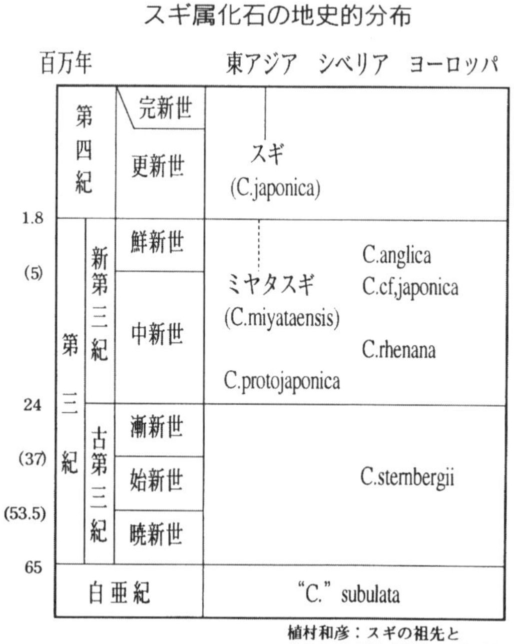

スギ属化石の地史的分布

百万年			東アジア	シベリア	ヨーロッパ
	第四紀	完新世	スギ (C.japonica)		
		更新世			
1.8 (5)	新第三紀	鮮新世	ミヤタスギ (C.miyataensis)	C.anglica C.cf.japonica C.rhenana	
		中新世			
			C.protojaponica		
24 (37)	古第三紀	漸新世		C.sternbergii	
		始新世			
(53.5)		暁新世			
65	白亜紀		"C." subulata		

植村和彦：スギの祖先と
その分布変遷（遺伝1981）より

図1－4　スギ属化石の地史的分布

ん。スギは、第四紀になって温暖な気候条件下で栄えた第三紀植物群と交代して、温帯もしくは寒冷要素植物とともに日本で栄えたと考えられています(三木、1949)。日本各地で発見されたスギ化石の地層年代をみると、青森県野辺地では洪積世後期（30万年前）、秋田県宮田、秋田県湯沢市、岩手県山田、山形県赤倉では中新世後期（530万年前）、大阪市、和歌山県では鮮新世－更新世（200万年前）、九州、近畿では更新世前期（100万年前）（植村、1981）、沖縄本島では更新世後期（約3万年前、江尻、1979）です。発見された年代から考えるとスギの郷土は秋田県、岩手県、山形県を中心とした東北地方であったと考えられます。スギの天然分布は、最も寒冷であった氷河期に暖かい南に避難し、温暖になった時期に再び北上したことも考えられます。しかし、現在、スギが生育している北アルプス北部の標高2,000m地帯の気候条件から推定すると、スギは最寒月の平均気温が－9.2℃、最暖月の平均気温は10.2℃の地帯でも生存することが可能です。最も寒冷だったといわれているウルム氷河期でも、津軽

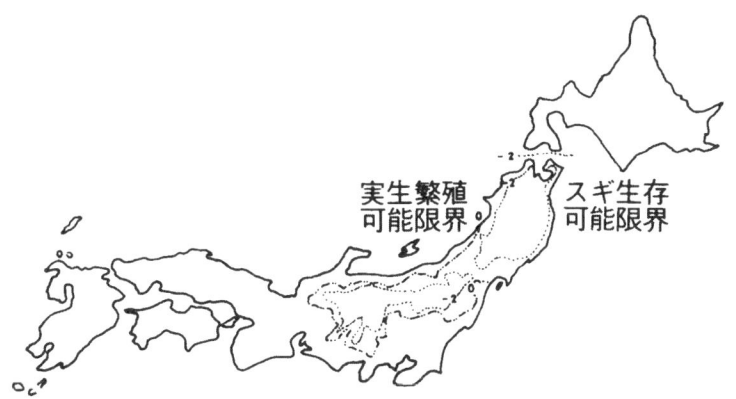

図1－5　氷河期におけるスギの生存可能地帯

海峡以南の海岸地帯では、現在の標高2,000m地帯よりも暖かく、スギの生存可能地があったと推定されます（図1-5）。青森県野辺地で30万年前のウルム氷河期のスギ化石が発見されていることは、現存する東北地方のスギの天然分布は、寒冷期でも南へ移動することなく分布地を確保していたと考えられます。

■ 日本人はなぜスギを好んで植えるのか（スギ植林の歴史）

スギは"直ぐなるをもってすぎという"といわれており、真っすぐな木であることがその語源です。スギはほかの樹木に比べ成長が早く、木目が縦に真っすぐ通っていて加工しやすいため、建築材やたらい、おけなどの日常品に用いられてきました。弥生時代の登呂の遺跡にもスギが多く用いられています。このようにスギは昔から日本人の生活と深くかかわり、文化を支えてきた最も重要な樹種です。万葉集（10巻／1814）に「古の人の植ゑけむ杉が枝に霞たなびく春は来ぬらし」と歌われています。また、続日本紀には氏族の祖廟や百姓宅周辺に樹木を植えて林にした場合、周囲2〜30歩ほどの占有を認めるとした記述があり、スギの植林の歴史は奈良、平安時代にまでさかのぼることができます。しかし、江戸時代以前には、天然林から容易に木材が手に入ったため、大規模なスギの植林はなかったと考えられます。江戸時代中期になると経済の活動が盛んになり、また、度重なる大火などによって大都市の木材需要が高くなり、京都、大坂、江戸周辺でスギの植林が盛んになりました。大都市が発達しなかった地方の藩においては、植林は多少行われましたが7木（杉、檜、欅、栗、桐、松、樫などの7木）の制でも知られるように、スギなどの伐採を厳しく制限し、植林の奨励よりはむしろ禁伐によって木材資源を確保する政策をとりました。しかし、江戸時代後期から明

治初期にかけて、産業の発展に伴い木材の需要が増大し、全国各地でスギの植林が盛んに行われるようになりました。特に1878年（明治11年）以降、電信電話事業の拡大による電柱材の需要増大によって木材価格が高騰し、全国各地でスギの植林が急速に進みました。

1899年（明治32年）、森林資金特別会計法が成立し、国有林や特別経営事業が発足しました。この事業によって国有林での造林が活発になり、毎年4万ha以上の造林が行われるようになりました。その後、スギ植林面積は太平洋戦争が始まる直前の1940年（昭和15年）まで年間3～6万haで推移します。しかし、利用可能になったスギ林の伐採も同時に行われたため、スギ林の増加面積は比較的緩やかなものとなりました（図1-1）。太平洋戦争中は、戦時統制下での軍需用材の大量伐採が続き広大な荒廃林地が形成され、水害や山地の崩壊が頻発しました。

戦後は荒廃した山林の復旧が重要な課題になりました。1950年（昭和

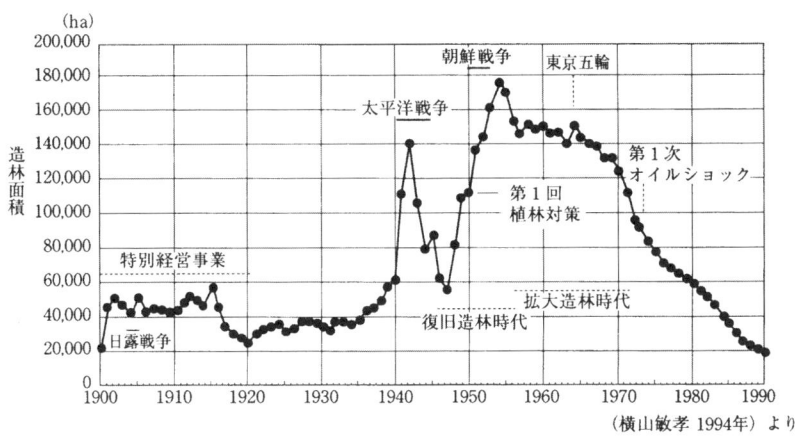

図1-6　スギ植林面積の推移

25年)に造林臨時措置法が制定され、スギを植林した場合に補助金が交付されるようになりました。このことから、スギの植林面積は一挙に増大し、1950～70年(昭和25～45年)にかけて、年間12万ha以上のスギが植林されました(図1-6)。しかし、この間に林業を取り巻く環境が大きく変化しました。戦後の復興に伴い木材の高騰が続き、そのため、1956年(昭和31年)木材輸入が自由化され、1961年(昭和36年)からの米ツガ材の輸入によって木材輸入量が急速に増加しました。このため、木材価格の低迷が続き、80％近かった木材自給率が1996年(平成8年)には20％にまで低下しました。

また、まきや木炭を中心としていた燃料がガスや石油に変わり、広葉樹材の利用が低下したため、広葉樹を伐採してスギなどを植林する拡大造林が進められました。山に生えている木を利用する場合、立木の伐採や搬出に多くの労力が必要です。1955年(昭和30年)以降の日本経済の高度成長によって賃金が10倍以上にも上昇し(図1-7)、一方でスギの立木価格は安く抑えられているため、スギ林を伐採してもほとんど収益が上

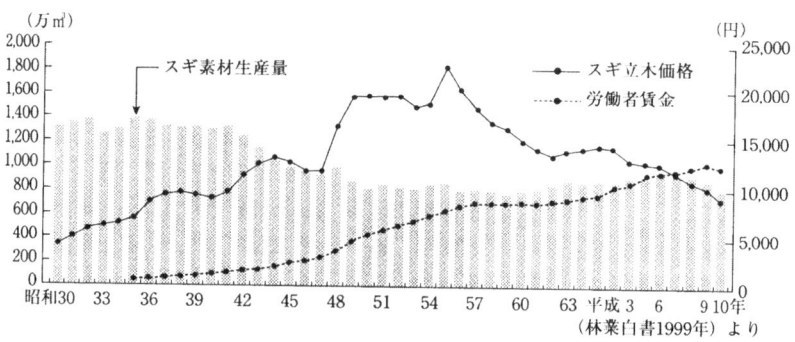

図1-7 スギの立木価格と素材生産及び労働者賃金の推移

がらなくなりました。このため手入れもされずに放置されたままのスギ林が増加しました。このような状況が、大量に花粉を飛散させるスギ林面積を増加させ、日本のスギ空中花粉数を増大させる原因になっています。

■ **将来日本のスギ空中花粉飛散数はどう変化するか（日本の空は黄色くなるのか）**

　植栽（草木を植えつけること）されたスギ林が雄花をつけ始めるのは、植栽後10～15年ころからです。これより若い林齢では雄花の生産量は極めて少ないのですが、それ以上の林齢になるとスギ雄花の生産量は次第に増大していき、30年生ころからは大量の雄花を生産するようになります。スギ林の雄花の生産量は樹齢を経ても衰えることはなく、安定して大量の雄花を生産し続けます。したがって、将来のスギ花粉飛散数は、スギ林の伐採量とスギの林齢構成によって決まります。

　スギは胸高直径（1.3mの高さの直径）が30cm以上に達すると柱材などに利用できることから、これまで植栽後30～50年で伐採され、利用されてきました。しかし、日本における木材の自給率は20％を下回っており、伐採される年間のスギ林面積は2万ha前後と推定されます。図1-8は、1999年（平成11年）における日本のスギ人工林の林齢構成を示したものですが、伐期に達したスギ林が伐採されずに残っており、また、今後大量に花粉を飛散し始める戦後造林された30年生以下のスギ林が多いことが分かります。今後、スギ林の伐採面積が現在の水準にとどまるならば、花粉を大量に生産する高樹齢のスギ林が増加し続けるため、今後20年以上にわたってスギ花粉飛散数は増加の一途をたどると予想されます。

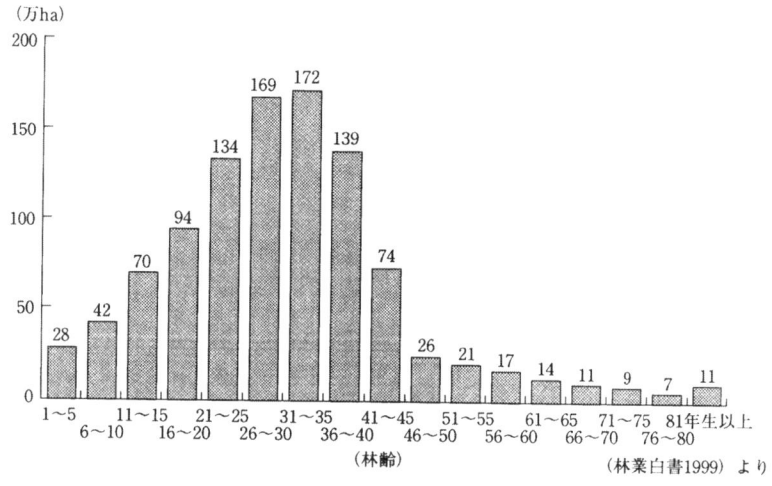

図1−8　日本の人工林の林齢別面積

■ スギはなぜ大量の花粉を飛散させるのか

　植物の繁殖は有性生殖と無性生殖に分けることができます。有性生殖は、花粉（雄性配偶子）が雌性配偶体の卵核と融合し、形成された種子によって繁殖します。一方、無性生殖は根茎、塊茎、球茎、鱗茎、匍匐茎などによって栄養繁殖（植物が生殖器官以外の部分から新しい固体を生じる現象）します。スギの天然林では、実生更新（有性生殖）と伏条更新（無性繁殖）の両方で繁殖しています。実生更新は太平洋側と日本海側に分布するすべての天然林で行われていますが、落葉広葉樹林が優先する日本海側の地帯では、枝が雪などの影響で接地し、そこから根が出て繁殖する伏条更新も見られます。

　植物はその進化の過程で、花の形態や花粉の運搬方法を多様に変化させています。花の形態は両性花（同じ花に雌性と雄性機能がある）と単性花

に分けられます。単性花はさらに雌雄同株、雌雄異株に分けられます。また、受粉の媒介様式によって、風によって花粉が移送される風媒、水によって花粉が移送される水媒、昆虫によって花粉が移送される虫媒、鳥によって花粉が移送される鳥媒があります。スギの場合は、進化の過程では古い形態に属し、単性花で雌雄同株であり、風媒によって受粉します。風媒の場合は、雄花と離れている雌花が受粉する確率が非常に低くなるため、それを補うために大量の花粉を生産しなければなりません。スギの花粉飛散数がほかの樹木に比べて著しく多いのは、スギ林の面積が多いのに加えて、スギの受粉形態が非効率的だからなのです。

第2章　スギ雄花の着花特性

スギの雄花はどのような条件下で大量に作られるのでしょうか。夏の高温（日射量）が大きく影響することはすでに知られていますが、そのほかにも、大雪や、スギ林の植栽本数、スギ林の管理方法が影響します。また、大量の雄花の着花はスギの成長や翌年の花芽の形成に影響を及ぼします。

■　スギはどんな条件下で大量に花粉を生産するのか（ストレスが原因）

スギの雄花は、早い個体で6月下旬ころから形成され始めますが、一般には7月から8月にかけて形成されます。7月の平均気温と翌年のスギ空中花粉総飛散数との相関を取ると、正の有意な相関が認められ、7月の気温が高いほど（日射量が多いほど）雄花の分化が促進されることが分かります。ホルモン剤の一種であるジベレリンを散布して雄花の着花を促進したスギを24〜30℃に設定した人工気象器で培養した場合、24℃では雄花は生産されませんが、培養温度が高くなるほど雄花の生産量が高くなり、30℃では雄花の生産量が著しく多くなりました（図2-1）。このことからも、7月の気温上昇が雄花の着花促進の大きな要因であるといえます。また、雪害が発生する地帯では、大雪でスギの樹幹が傾き、根系にダメージを受けた翌年は、スギの雄花が大量に着花します。このことから、7月の平均気温が高いほど雄花の着花量が多くなるのは、高温によって針葉から水分の蒸散が多くなり、スギの水分ストレスが高くなるためと考えられます。

スギは標高の低い地帯から標高1,000mを超える地帯まで広く植林さ

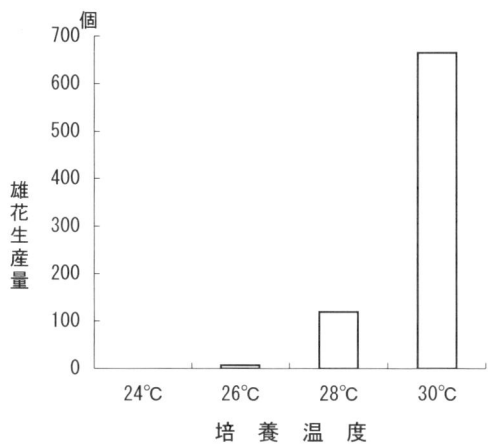

図2−1　スギ苗の培養温度と雄花生産量との関係

れています。標高によって7月の平均気温も異なり、気温の低い年では標高の高い地帯に植栽されているスギ林はほとんど着花しないのですが、気温の高い年では高山帯のスギ林も大量の雄花を生産します。そのため、個体当たりの雄花の着花量も増えますが、気温の高い年は雄花を生産するスギ林面積も著しく増加します。

■ **スギ林の植栽密度と雄花の生産量（吉野などの古い有名林業地のスギ林は花粉が少ない）**

　植栽密度が異なるボカスギの3林分（林分＝林相が一様で、隣り合う森林と区別できるひとまとまりの森林）、1,500本／ha、3,000本／ha、5,000本／haで雄花の生産量と林内の相対照度、および雄花が着花した地上からの高さを1995〜97年（平成7〜9年）に調査しました。スギ雄花の着花量は、スギ林の密度や測定年度によって大きく変動します。1995年の3林分の

平均雄花重は、148.77kg/ha、1997年では88.95kg/haでした。また、雄花重は、植栽密度によって大きく異なり、ヘクタール当たり294.11kgから3.26kgの値を示しました。しかし、いずれの年度において植栽密度が高い林分ほど雄花重は減少し、植栽密度の低い林分の1/20程度となりました（図2－2）。

雄花が着果した最も低い部位は、1,500本区で240cm、3,000本区で327cm、5,000本区では440cmと植栽密度の低いスギ林ほど、雄花の着花部位が低下しました。スギ林では地上から近い部位ほど相対照度が低く、暗くなります。また、植栽密度の低い林ほど、相対照度が高くなり明るくなります。このことから、雄花の形成は照度によって大きな影響

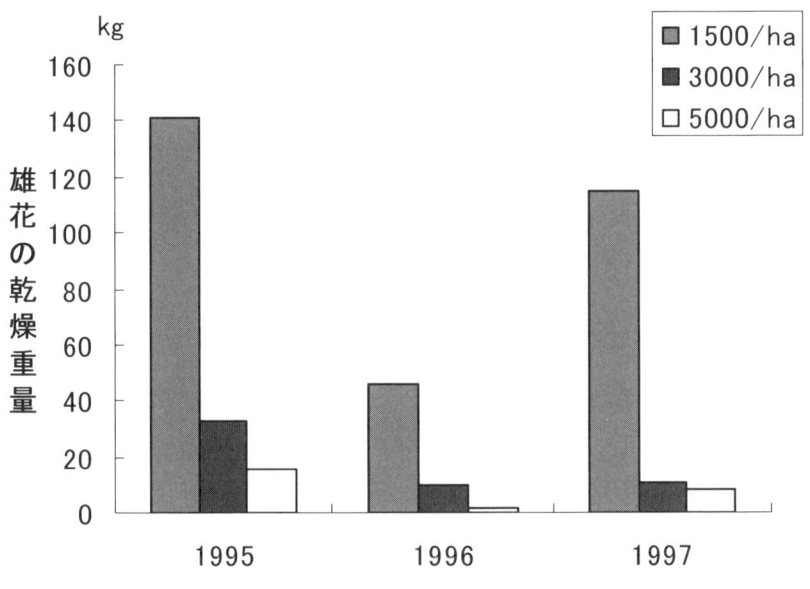

図2－2　植栽密度と雄花の生産量の関係

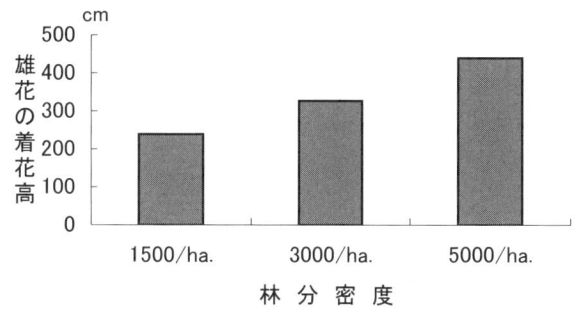

図2−3　林分密度と雄花の地上からの着花高

表2−1　スギの植栽密度と林分内の地上からの高さごとの相対照度

植栽密度 /ha.	地上からの高さ				
	0 m	2 m	4 m	6 m	8 m
1500	23.0	25.1	62.0	80.0	91.2
3000	5.1	20.8	54.1	92.2	90.0
5000	1.0	3.2	27.0	80.0	93.8

を受け、相対照度が低ければ新葉が伸びても花芽が形成されないと考えられます（図2−3）。1996年（平成8年）の、1,500本区の雄花の平均最低着花部位は地上から468cmの高さです。地上4m部位の平均相対照度は62％であることから、相対照度が62％以上になっている層では新葉に花芽ができますが、それ以下では、新葉が伸びても花芽が形成されないと考えられます（表2−1）。

　このようなスギの生理的特性から考えると、スギ林で雄花の生産量を少なくするには、植栽密度を高くして、軽度の除伐間伐を繰り返すことが理想的です。強度の間伐は林内の照度を高くして、雄花の着花量を著しく増大させます。これまで吉野や北山地方で行われてきた伝統的林業

(5,000〜1万本植えの密植で、短い伐期で柱材生産を目指す）は、スギ林の花粉飛散対策として最も理想的な施業です。また、密度効果が高くなるにしたがって雄花の着花部位が上昇し、相対照度が62％以下では雄花の生産が行われないことから、林分が鬱閉（森林で隣り合う林木の樹冠が相接してすき間がなくなった状態）する前から、強度の枝打ちを繰り返すことによって雄花の着花量を少なくすることができます。しかし、林分が鬱閉した後の樹冠下層の枝打ちは効果が少ないと考えられます。

■ 大量の雄花の生産がスギの成長に及ぼす影響（スギ花粉の大飛散年の翌年は少飛散年）

　富山市（富山医科薬科大学）で観測した1987〜2000年（昭和62〜平成12年）のスギ花粉総飛散数は、花粉総飛散数が著しく多い年の前年と翌年では少なくなっており、大飛散年がほぼ隔年ごとに発生することを示してい

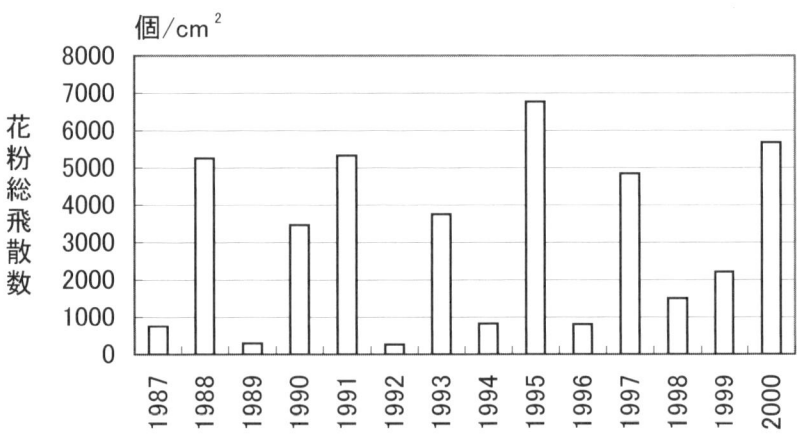

図2−4　富山市（富山医科薬科大学）で観測したスギ花粉総飛散数の推移

ます（図2-4）。

　このような現象は次のように説明できます。スギの新葉は前年の針葉（旧葉）の先端から伸び始めます。スギの針葉は広葉樹の葉と異なり、4～5年も枯れずに残ります。スギ雄花が着花する時期は地域によっても異なりますが、6月下旬から始まります。雄花は、伸長している新葉の先端の腋芽（側芽の一種で葉腋に出る芽）につくられ、次第に大きくなり11月上旬までに成熟します。スギの新葉は5月上旬ころより、前年の針葉の先端から伸び始めるので、気象条件などの原因でその年の新葉の生産量が少ないと雄花の生産量も少なくなります。また、雄花の生産には多くのエネルギーが消費されるため、気象条件が良くても前年に雄花を生産した針葉から伸びた新葉は、生産しなかった針葉から伸びた新葉に比べ1／3程度しか伸びません（図2-5）。前年多くの雄花を生産した個体としなかった個体の新葉、旧葉、枝、球果の割合を比較すると、前年に多くの雄花を生産した個体は、ほとんど生産しなかった個体に比べ、新

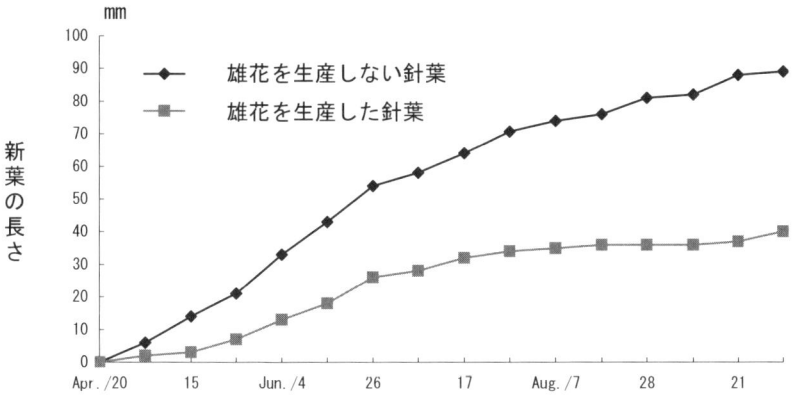

図2-5　雄花を生産した針葉としない針葉から伸びた新葉の伸び方の違い

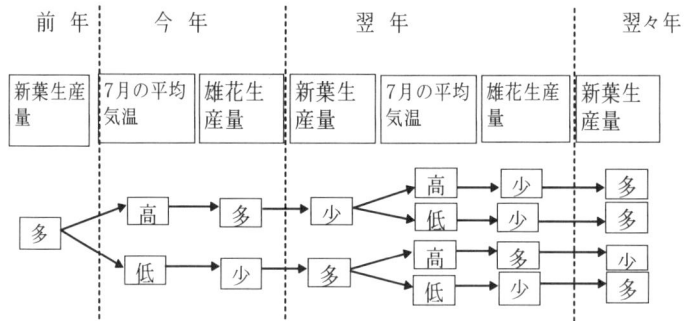

図2-6　7月の気温と雄花生産量及び新葉生産量との関係

葉の生産量が1/6程度と著しく少なくなっています。このことは、スギ花粉の大飛散年の翌年には、スギ新葉の生産量が著しく減少することを示しています。このような7月の平均気温、雄花生産量および翌年の雄花生産量との関係をまとめると、図2-6に示したようになります。一般に7月の気温が低ければ翌年の雄花の生産量も少なく、高ければ多くなります。しかし、前年の雄花の生産量が多かった年では、7月の気温が高くても低くても雄花の生産量が少なくなります。一般にスギ花粉飛散数の予測は7月の平均気温と翌年のスギ花粉症飛散との相関から行われていますが、年によって、7月の平均気温を用いたスギ花粉総飛散数の予測に大きな誤差が生じるのはこのためです。

第3章 スギの花粉飛散特性
（スギ雄花の休眠とその覚醒）

　温冷帯に生育している植物は、秋から冬にかけて成長を休止させ休眠に入り、春になると休眠から覚醒して再び成長を始めます。スギの雄花も春に開花するためには休眠が必要です。スギ雄花は秋から冬にかけ休眠に入り、冬期間の低温によって休眠が覚醒します。休眠から覚醒した雄花は、その後、平均気温の積算値が一定の温度（180℃前後）に達したときに開花します。スギ雄花が十分な低温にさらされないと秋冬期に花粉を飛散させたり、正常に開花しないなどの異常な現象が生じます。

■　スギ雄花が休眠に必要な低温（ぐっすり寝ると目覚めがよい）

　標高10m、200m、400m、700mに生育しているスギ林から10日おきに雄花を採取し、0℃で10日から40日の低温処理をした雄花と、しない雄花の開花状況を比較してみました。

　標高10m地帯の平均気温は、10月上旬から次第に下がり始め、10月下旬には10℃以下になり、1月下旬には0℃以下の最低気温を記録しました。そして、それ以降気温は次第に上昇します。標高700mの気温は6℃に達する時期が標高10m地点よりはおよそ10日ほど早く、標高が高いほど気温の低下が早く始まりました（図3-1）。

　いずれの標高においても、雄花の採取を始めた10月下旬では、雄花の開花に必要な積算気温は1,000℃前後と高く、その後次第に下がり始め、2月13日には180℃にまで減少しました。標高別の雄花の開花に要した積算温度は、雄花の採取を始めた10月26日では、標高の低い地点と高い地点ではやや差が認められ、その差は次第に大きくなっていき、12月16

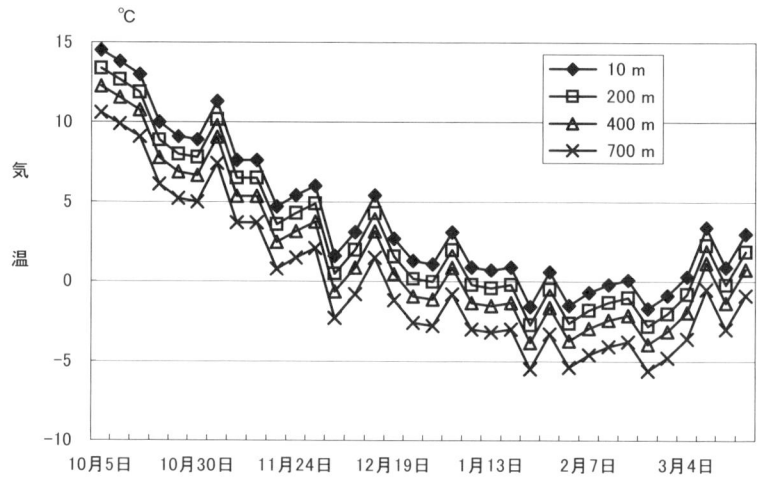

図3−1　10月から3月までの標高10m、200m、400m、700m地点の気温の変化

日に最大に達しました（図3−2）。これは、標高700m地点では標高10m地点に比べ、早くから雄花が低温にさらされるために、休眠の覚醒が早くなると考えられます。また、12月以降は標高700mと10m地点での雄花の開花日の差が次第に少なくなり、2月13日ではほとんど差がなくなりました。これは、標高の低い地帯でも1月下旬から2月上旬にかけて休眠が完全に覚醒することを示しています。

　標高10m地点で10月26日、11月7日に採取した雄花には正常な開花は認められませんでした。しかし正常に開花した雄花の割合は、その後次第に増加していき、1月15日以降はすべての雄花が正常に開花しました。それに対し、標高の高い場所の雄花は10m地点の雄花よりも早く正常に開花する個体が多く、標高700mでは、10月26日には40％、12月6日以降はすべての雄花が正常に開花しました。このことから、スギ雄花が正常

第3章 スギの花粉飛散特性

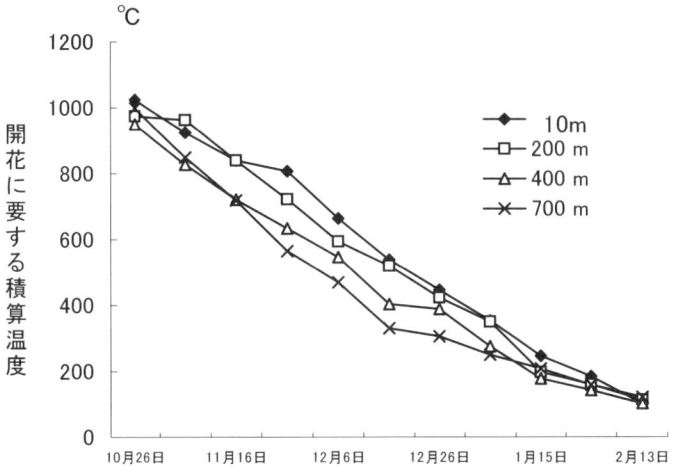

図3-2 標高の異なるスギ林の開花に要する季節別積算温度

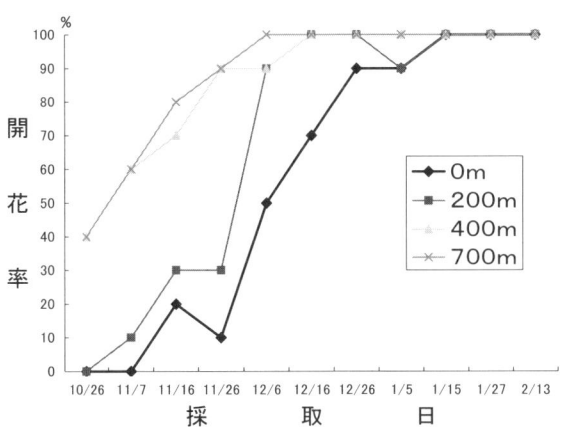

図3-3 採取時期と標高による開花率の違い

に開花するには一定の低温にさらされる必要があり、標高700m地帯では11月下旬に、標高の低い地帯では1月中旬から下旬にかけてスギ雄花の休眠が完全に覚醒することを示しています（図3−3）。

■ 秋冬期の花粉飛散（暑くて寝られないとぐずる子）

スギの花粉飛散は地域によって異なりますが2月中旬ころより始まり、5月上旬にはほぼ終了します。したがって、それ以外の季節にはスギ花粉は飛散しないと考えられていました。しかし、スギ空中花粉の通年調査を行っていると、10月以降翌春の本格的花粉飛散開始日までの期間にも多くのスギ花粉が観察されます。特に11月には多くの花粉が観測されます（図3−4）。スギ雄花の形成と花粉飛散の過程を見ると、スギ雄花は6月下旬に作られ始め、10月中旬に小胞子が形成され、11月上旬に

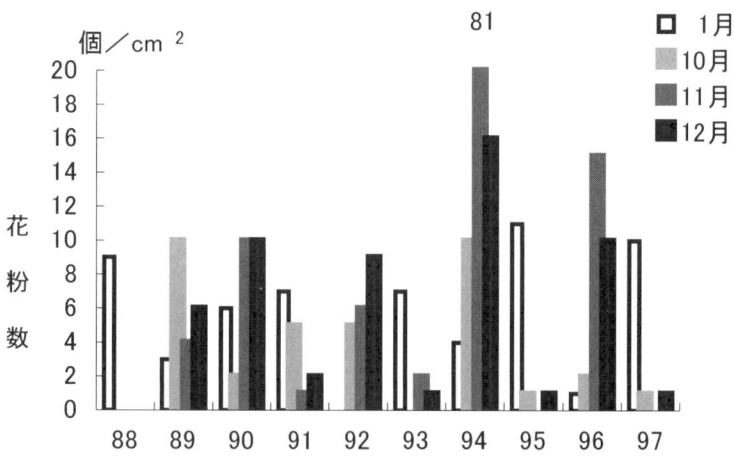

図3−4　富山市（富山医科薬科大学）における1988年から1997年における10月−1月のスギ花粉飛散数

は花粉が成熟し雄花は休眠に入ります。そして、冬季の低温によってスギ雄花の休眠は徐々に覚醒します。休眠が覚醒した雄花は、覚醒後平均気温の積算値が一定に達したときに花軸が伸長し、花粉飛散が始まります。したがって、一般には秋冬期にスギの花粉が飛散することはありません。

　しかし、多くの植物では、秋の気温が異常に高かった場合、狂い咲きと呼ばれる季節外れの開花現象が生じます。スギの場合もこのような現象が認められます。秋冬期に花粉が飛散する雄花は、個体に着花している雄花の1／3程度で、花粉を飛散させた後落下しますが、残った雄花は翌年3月に正常に開花し、花粉を飛散させます。春の花粉飛散期における雄花からの花粉飛散は、花軸の伸長に伴って生じます。しかし、秋の花粉飛散の場合、これ以外にも、花軸の伸長がほとんど認められず、枯れた状態で鱗片間にすき間が生じ、その間から花粉が飛散する個体があります。秋冬期の花粉飛散数は、翌年の総花粉飛散数と高い相関があり、スギ花粉総飛散数が多いと予想される年の前年は秋冬期の飛散数も多くなります（図3－5）。

　多くのスギ空中花粉を観測した1995年（平成7年）の前年にあたる1994年（平成6年）11月には、富山県林業試験場構内のスギ林47本のうち18本が、枝をたたくと肉視できる量の花粉を飛散させました。12月、1月にはそれぞれ9本、2月には4本の個体が花粉を飛散させたのです（図3－6）。1988年（昭和63年）から1997年（平成9年）までの10月、11月、12月の富山気象台の平均気温を比較すると、1994年10月の平均気温が10年間の平均気温よりも2.4℃高かったことが分かりました。10月に15℃の高温で培養したスギでは、11月に開花して花粉を飛散させる個体が発生します。このことから、1994年11月、12月に多くのスギ雄花が開花し花

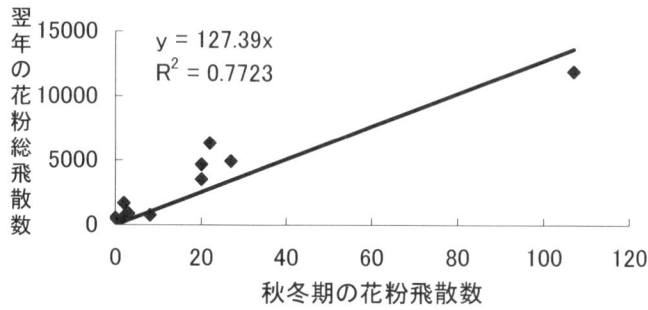

図3-5 秋冬期のスギ花粉飛散数と翌年の花粉総飛散数との関係

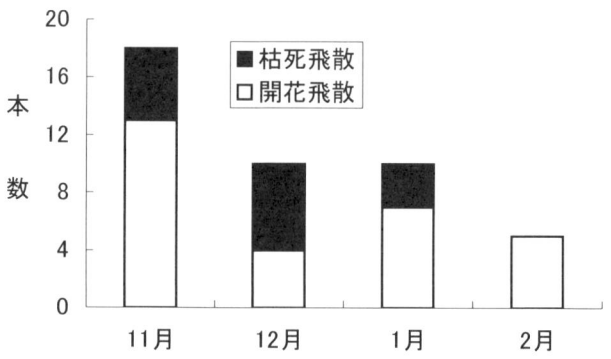

図3-6 11月から2月にかけて雄花の開花または枯死によって花粉を飛散させたスギの個体

粉を飛散させた理由としては、10月の平均気温が例年と比較して2.4℃も高いため、雄花が休眠せず、そのまま開花したことが原因と考えられます(表3-1)。

表3-1　過去10年間における10月、11月、12月の気温

年度	10月	11月	12月
1988	14.8	8.0	4.8
1989	15.1	11.6	5.8
1990	16.4	12.3	7.1
1991	16.5	10.3	6.9
1992	16.2	11.1	6.1
1993	15.2	11.7	5.6
1994	**18.0**	11.7	6.0
1995	17.4	8.9	4.0
1996	16.1	10.4	6.1
1997	15.5	11.6	6.5
平均	15.6	10.2	5.2

※月別平均気温（℃）

■ 夏期のスギ花粉飛散（まさか夏にスギ花粉が飛ぶなんて）

　1988年（昭和63年）1月から1998年（平成10年）3月までの期間において、富山市杉谷と新潟市関屋田町で観測された各月のスギ空中花粉数を図3-7に示しました。スギ空中花粉総飛散数は、年変動は大きいもののいずれの年も、2月から4月にかけて集中しています。しかし、いずれの地域でも、毎年6月から9月にかけてもスギ花粉が観測され、最も多い月では9.9個を記録しています。そして、春（2-5月）のスギ空中花粉数の合計と夏（6-9月）のスギ空中花粉数の合計との間には、富山市、新潟市のいずれでも有意な正の相関が認められました（図3-7）。

　スギに着花している雄花の落下状況を観測すると、雄花の残存している個体の割合は月を追うごとに減少しますが、9月になっても4月に着花した個体の20～25％の個体に雄花が残存していました。また、花粉飛

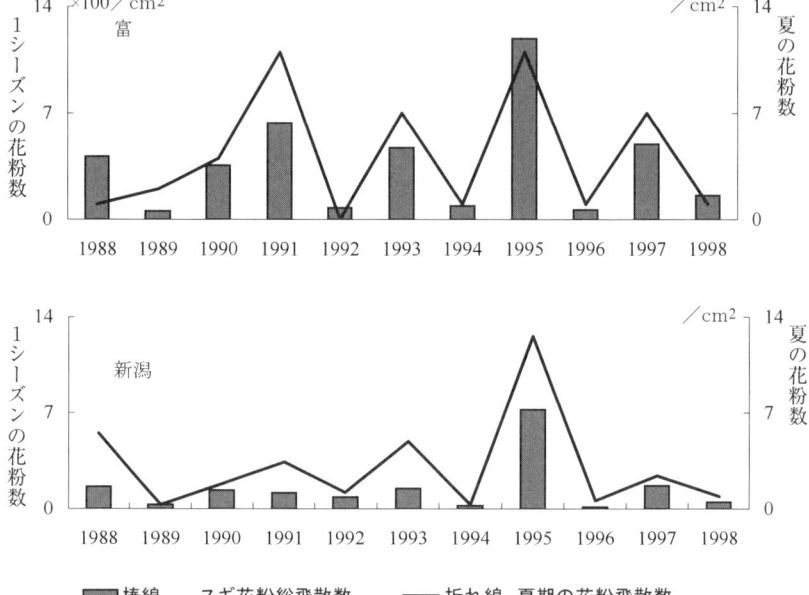

図3-7　富山市と新潟市におけるスギ花粉総飛散数と夏期の花粉飛散数

散終了時を100％とした場合の平均雄花残存率は開花期終了とともに減少し、6月の時点で3.2％となり、その後、7月には1.1％、8月には0.24％、9月には0.16％と著しく減少しました（図3-8）。

残存した雄花を顕微鏡で観察すると、花軸が伸びないまま枯れ、花粉が飛散せずに残っている雄花や、花粉が飛散したあとの雄花にも花粉が残っているものが観察されました（図3-9）。また、雄花のついている針葉ごと枯れているものと、雄花だけが枯れたものなども見られました。花軸が伸びないまま枯れている雄花の割合は地域によって異なり、標高が高く、積雪の多い浅草岳で50％と多くなりました。

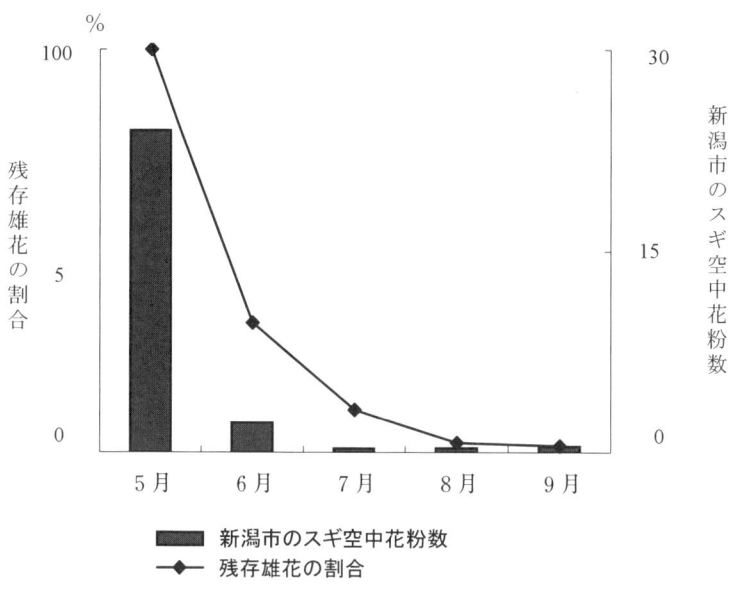

図3－8　新潟市のスギ花粉飛散数と残存雄花の割合

　採取した雄花からの花粉飛散の実験では、8月、9月ともいずれの調査地でも、スギ雄花を採取した71％以上の個体から花粉の飛散が認められました。特に、五味沢で採取した雄花は8月、9月ともすべての個体から花粉飛散が認められ、1cm^{2}の平均花粉数は8月で41～181個観察され、最大では500個確認されました。9月には平均30～70個が観察され、最大値は869個を示しました。

　1995年（平成7年）の3月から5月にかけて行った落下したスギ花粉の再飛散調査では、1cm^{2}の平均花粉数は花粉飛散の最盛期であった3月21日に、スギ林内の落葉の上で1849.2個を記録し、4月4日にはコンクリートの橋上で897.2個を記録しました。その年の最大の空中花粉数は

32

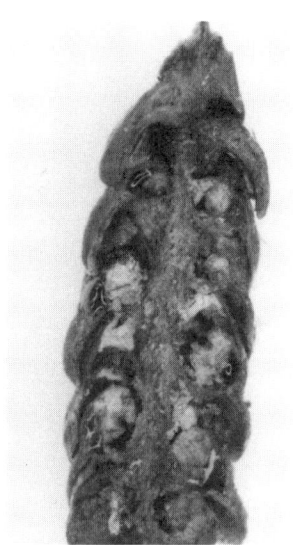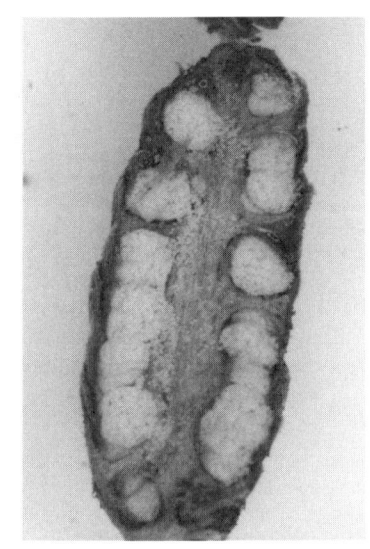

図3－9　残存した雄花内の花粉

　3月20日の1659個ですが、スギの再飛散花粉数は観察されたスギ空中花粉飛散数よりも大きな値を示しました。スギ空中花粉の飛散が終了した5月7日にはスギ花粉の再飛散は切り株、コンクリートの橋上で0.2個、スギ林内落葉の上で1.4個でした（図3－10）。その後、これらの場所からのスギ花粉の再飛散は全く観測されなくなりました。このことから、夏期に飛散している花粉は、落下した花粉の再飛散ではなく、春に開花し木から落下せず残存した雄花、あるいは風雪害などにより枯れて、開花せず残存した雄花から飛散したものと考えられます。菅谷ら（菅谷、1996）のスギ空中花粉の観察から、埼玉県においても1991年（平成3年）、1992年（平成4年）、1993年（平成5年）、1995年（平成7年）の6月から9月にかけてスギ花粉が飛散していることが確認されています。夏期における

第3章 スギの花粉飛散特性　33

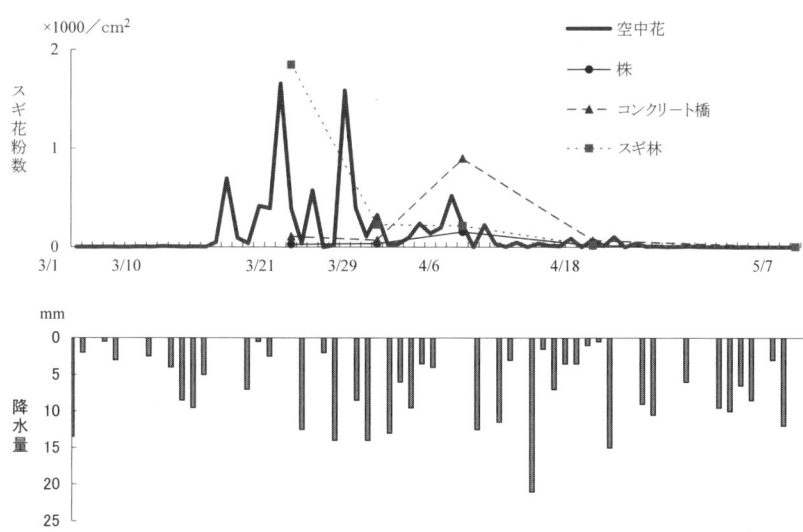

図3−10　スギ空中花粉数とスギ林内、切り株、コンクリート橋上の再飛散数および降水量との関係

スギ林からのスギ花粉の飛散は、富山県、新潟県だけでなく全国的に発生している現象と考えられます。

■ 休眠に必要な低温（暑いと寝られない）

　スギ雄花はどの程度の低温にさらされると休眠から覚醒するのでしょうか。鉢植えポットに植栽したスギ3品種（岩舟3号　新潟産、石動1号　富山産、河合谷スギ　石川産）で実験をしてみました。材料が生育期間中に15℃以下の低温にさらされないようにするため、10月18日から15℃に設定された人工気象器内で10月31日まで栽培し、その後翌年の1月31日まで、温度が15℃、12℃、9℃、6℃、3℃に設定された人工気象器でそれぞれ栽培して低温処理をしました。野外に置いたスギ雄花の休眠が完

全に覚醒したと考えられる平成15年（2003年）2月1日にすべての人工気象器の温度を15℃に上げ、温度の異なった人工気象器で栽培した雄花の開花状況を観察しました。

低温処理終了後の開花に要した有効積算温度の平均（±標準偏差）（野外では2月1日からスギ雄花の開花日までの平均気温の積算値、低温処理をした個体では、15℃に加温してから開花日までの積算温度）は、処理温度によって異なっていました（図3－11）。15℃処理区ではすべての品種が開花しませんでした。12℃処理区では、岩船3号が540.0±103.5℃で開花しましたが、ほかの石動1号と河合谷では全く開花しませんでした。9℃処理区の雄花の開花に要した有効積算温度は、岩船3号では265.7±74.3℃でした。これは野外で栽培した個体が2月1日から開花までに要した積算温度360℃よりも低い値となりました。また、石動1号および河合谷ではそれぞれ630.0±82.6日℃、595.7±103.1℃で、野外で開花に要した有効積算温度より著しく高くなりました。そして、すべての品種において6℃、3℃処理区では、野外で栽培した個体よりも開花に要した有効積算温度が低く、石動1号と河合谷では6℃処理区と3℃処理区では開花に要した有効積算温度の差が認められませんでしたが、岩船3号では両者間に

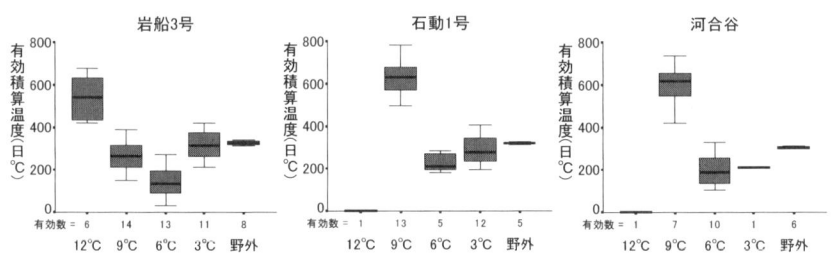

図3－11　各低温処理における雄花の開花に必要な積算温度

有意な差がありました。また、3℃処理では、6℃処理よりも開花に要した積算温度は高くなりました。

　結果から分かるように、岩船3号、石動1号、河合谷の3品種とも15℃処理区では開花しませんでした。このことは、冬期の気温が15℃ではスギ雄花の休眠が全く覚醒しないことを示唆しています。12℃処理区では岩船3号だけが520℃とかなり高い積算温度で開花しましたが、ほかの2品種は開花しませんでした。このことは、品種によって休眠覚醒に必要な温度条件が異なっており、12℃の低温処理ではスギ雄花は正常に開花しないことを示唆しています。また9℃処理区において、岩船3号では開花に要した有効積算温度が野外よりも低くなっていますが、ほかの2品種では岩船3号と比較して約460〜490℃も高くなっています。これは、岩船3号では9℃で完全に休眠が覚醒しますが、ほかの2品種では9℃ではまだ十分に休眠が覚醒しないことを示しています。

　また、6℃処理区と3℃処理区では、石動1号と河合谷の開花に必要な有効積算温度に差がみられませんでした。このことから、これらの品種では6℃以下の低温であれば休眠は十分覚醒することを示唆しています。

　3℃処理区と6℃処理区の雄花の開花に必要な有効積算温度は石動1号と河合谷では差が認められません。しかし、岩船3号では3℃処理区の開花に必要な有効積算温度は6℃のそれよりも著しく高くなっています。これは、3℃の低温処理が雄花の開花に障害をもたらしたと考えられます。

第4章　スギ空中花粉飛散数の予測
（正確な花粉飛散の予測のために）

　翌年のスギ空中花粉総飛散数の予測は、製薬会社にとって生産する治療薬の量を決めるための重要な情報です。花粉飛散開始日の予測は、患者の花粉症の病状を軽減するため、医師が患者に予防薬を投与する時期を決めるのに役立ちます。また、毎日の空中花粉飛散数の予測は、花粉症患者にとって花粉を回避する手段を選択する重要な情報となっています。

■ 着花指数によるスギ空中花粉総飛散数の予測方法（製薬会社にとっては大事な情報）

　スギ花粉総飛散数は、花粉飛散期間中の気象条件に大きな違いがなければ、基本的にスギ雄花の生産量に強く影響されます。したがって、雄花の生産量とスギ花粉総飛散数との相関をとれば、正確なスギ花粉総飛散数を予測できます。ただし、雄花は花粉飛散が終了しないと落下しないため、花粉飛散前に雄花の生産量を把握することは困難と思われます。しかし、6月下旬に分化した雄花は、10月下旬ころになると伸長成長を休止し、褐色に色づき観察しやすくなります。スギ雄花の生産量と雄花の着花状況とは高い相関があると考えられるので、スギ雄花の着花状況を指数で表現し、それと翌年のスギ花粉総飛散数との相関から、スギ花粉総飛散数を予測することができます。

　スギ雄花の分化は、針葉に当たる日射量によって影響を受けます。林内相対照度が60％以下の部位では気温が高くても雄花が生産されないので、スギ雄花の着花指数の調査木はスギ林の隣縁木を用います。スギ

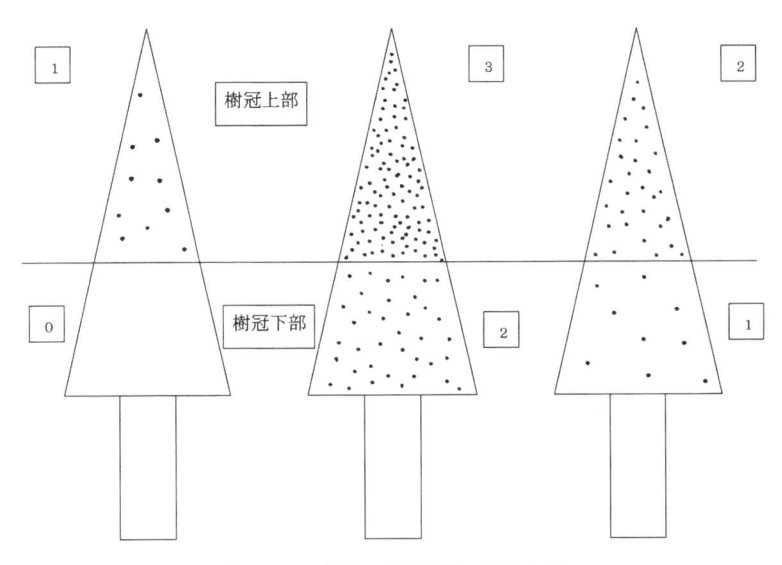

図4－1　雄花の着花指数の測定方法

雄花はスギの樹冠部位によって着花特性が異なり、上部では着花しやすく、下部では少なくなる傾向があります。具体的な着花指数の測定は、スギの樹冠を上下に区分し、針葉が見えにくいくらい着花しているものを3、全く雄花が認められないものを0、雄花がわずかに認められるものを1、1と3の中間を2と区分します(図4－1)。着花指数は樹冠の上下を合わせ最高は6、最低は0になります。雄花の着花指数とスギ花粉総飛散数の相関は高く誤差が少ないことから、現在では多くの県の林業試験場で、着花指数による翌年のスギ花粉総飛散数の予測がなされています。

■ スギの花粉飛散開始日（スギ花粉症発症の予防のカギ）

　スギの花粉飛散が始まる10日前ころから、抗アレルギー剤を服用することにより花粉症の症状が緩和されることが報告されています。このことから、スギ花粉飛散開始日の予測は、スギ花粉症を予防する上で重要な情報といえます。橋詰（橋詰、1973）は、1月1日からの平均気温の積算値が300℃に達したときにスギの花粉飛散が始まることを報告しています。斎藤ら（斎藤、竹田、1988）は1月1日から花粉飛散開始日までの最高気温の積算値、村山（村山、1988）は1月の平均気温の積算値、また、岸川（岸川、1988）は1月の平均気温と1月1日からスギ花粉飛散開始日までの相関を用いて花粉飛散開始日の予測を試みています。しかし、スギ雄花の開花は雄花の休眠と覚醒によって決まるため、これまでの予測方法ではあまり高い精度は得られませんでした。

　スギ雄花は花粉が成熟した11月上旬には休眠に入ります。休眠したスギ雄花は、冬期間の低温によって徐々に覚醒します。スギ雄花の休眠覚醒に必要な低温は品種によっても多少異なりますが、北陸地方のスギ品種では6℃以下であれば休眠は十分覚醒します。12℃以下の気温を経験させない場合、ほとんどのスギは休眠が覚醒しないため、4月になってもスギの雄花は開花せずそのまま枯れてしまいます。

　スギ雄花の休眠覚醒に必要な低温日数は11月中旬に採取した雄花でおよそ40日程度なので、休眠がいつ覚醒するかはその年の気候条件によって大きく左右されます。初冬に寒い日が続けば休眠は早く覚醒し、その後の気温が高く推移すれば花粉飛散時期が早くなります。富山県地方のように、冬季の気温変化のパターンからスギ雄花の休眠を推定できることもありますが、一般には、その地域でいつスギ雄花の休眠が覚醒したかを判断するのは非常に困難です。しかし、スギ雄花の休眠が覚醒した

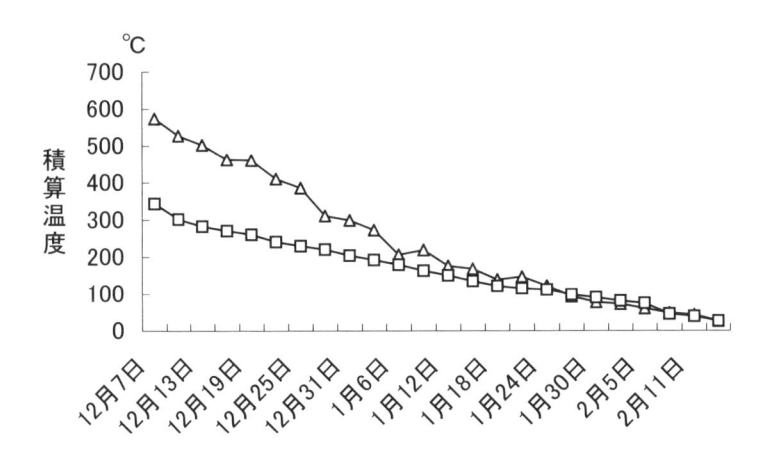

第4章　スギ空中花粉飛散数の予測　39

△:雄花の開花に要した積算温度
□:花粉飛散開始日からの平均気温の逆算値

図4-2　スギ雄花の開花に要した積算温度と開花日からの平均気温の逆算値との関係

後、雄花の開花に要する積算温度と平均気温の積算温度は一致します。このことを利用すれば、スギ花粉飛散開始日を容易に予測することができます。富山県地方でスギ雄花の休眠は1月下旬から2月上旬にかけて完全に覚醒します。図4-2は、時期別雄花の開花に必要な積算温度とスギ林が開花した日からの平均気温の逆算値を示したものです。雄花の休眠が覚醒した後の開花に必要な積算温度は、スギ林の花粉飛散開始日からの平均気温の積算気温とほぼ同じになります。正確なスギ花粉飛散開始日を予測するには、スギの休眠が完全に覚醒する1月下旬から2月上旬にスギ林から雄花を30本程度採取し、10℃で培養して開花に要する積算温度を算出します。なお、雄化の開花は、個体による遅速があるので採取した個体の15%が花粉を飛散したときとします。そして、雄花を

採取した日から平均気温の積算温度、培養した日から開花日までに要した積算温度と同じになる日が花粉飛散開始日となります。平均気温の予測は公表されており、それを基にかなり高い精度でスギ花粉飛散開始日を予測することができます。

このような方法でスギ花粉飛散開始日を予測するときに問題になるのは、雄花を採取する林分をどこにするかです。一般にスギ雄花の開花は、標高の低いスギ林から高いスギ林へと移動していきます。スギ雄花を培養して開花に必要な積算温度からスギ花粉飛散を予測するには、最も標高の低い観測点の近くのスギ林を選ぶ必要があるのです。

■ スギ花粉飛散パターンと最大花粉飛散日（これが予測できれば予防は万全）

スギ花粉飛散予報の中で、スギ花粉総飛散数の予測も重要ですが、花粉飛散パターンや、最大花粉飛散日の予測も花粉症患者にとって必要な情報となります。観測点に飛散するスギ花粉の飛散パターンは、近くのスギ林の開花パターンと他地域のスギ林の開花パターンに影響されます。スギ林の花粉飛散は最初の個体が花粉を飛散させ始めてから10日前後で最大に達します。その後飛散数は徐々に減少していきますが、スギ林のすべての個体が花粉飛散を終了するまでおよそ30日を必要とします。したがって、ほかの地域からの花粉飛散の影響を全く受けないとすれば、観測点のスギ空中花粉飛散パターンはスギ林の開花が最大に達した日を最大花粉飛散日とする一山型になります（図4－3）。

観測点のスギ花粉飛散数は、天候や花粉が飛んでくる他地域のスギ林の開花状況によって影響を受けます。図4－4は、富山県の海岸から山岳地帯までの4観測点におけるスギ空中花粉数の推移を示したもので

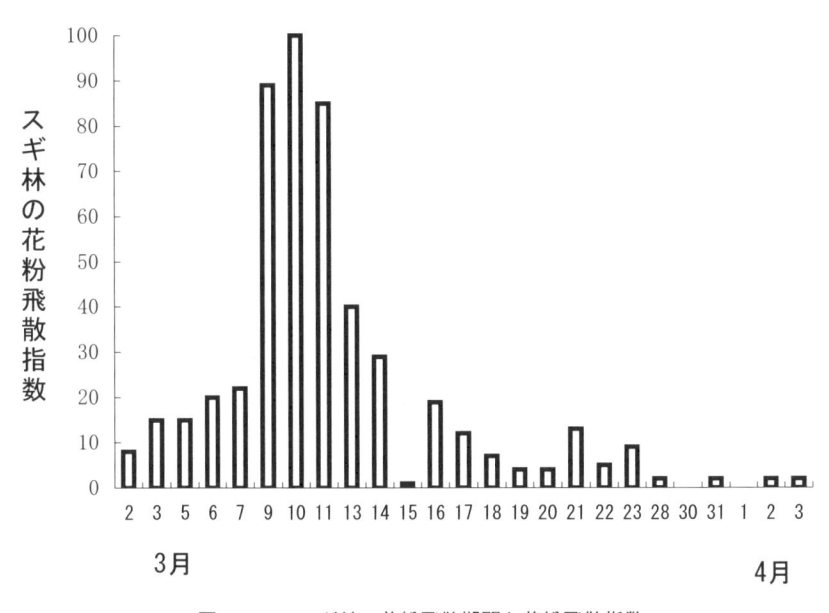

図4－3　スギ林の花粉飛散期間と花粉飛散指数

す。観測点Aは海岸地帯で標高10m、周囲10km四方にはスギ林がありません。観測点Bは標高200m、平野部で周囲にスギ林が点在します。観測点Cは標高400m、山間部に位置し周囲に多くのスギ林があります。観測点Dは標高600m、山間部に位置し、周囲はスギ林と広葉樹林が混交します。図4－5は、標高100mから標高1400mに生育しているスギ林ごとの花粉飛散開始日と最大花粉飛散日の花粉飛散量を100とし、それぞれのスギ林の花粉飛散状況を指数化したものです。標高ごとのスギ林の花粉飛散開始日とその最大飛散日は、標高の低いところから高いところへと次第に移動していきます。周囲にスギ林のない標高10mの観測点Aのスギ空中花粉数は、スギ林面積の少ない標高100m地帯のスギ林からの花粉飛

42

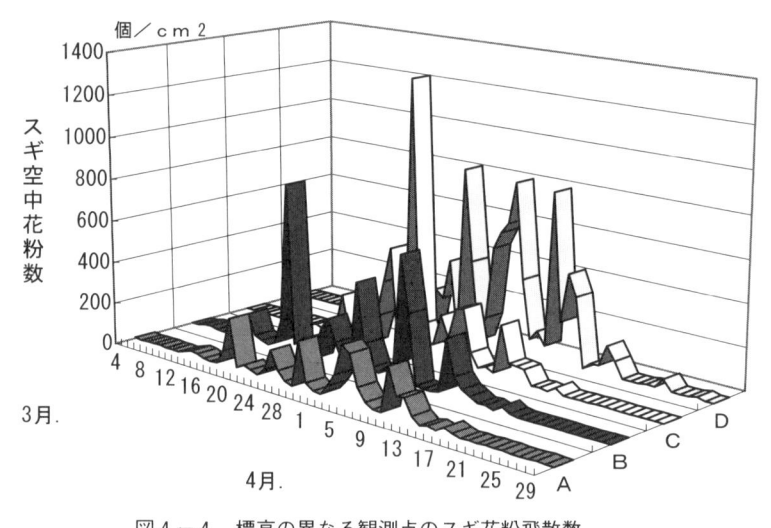

図4-4　標高の異なる観測点のスギ花粉飛散数
　　　　観測点A：標高10m、観測点B：標高200m
　　　　観測点C：標高400m、観測点D：標高600m

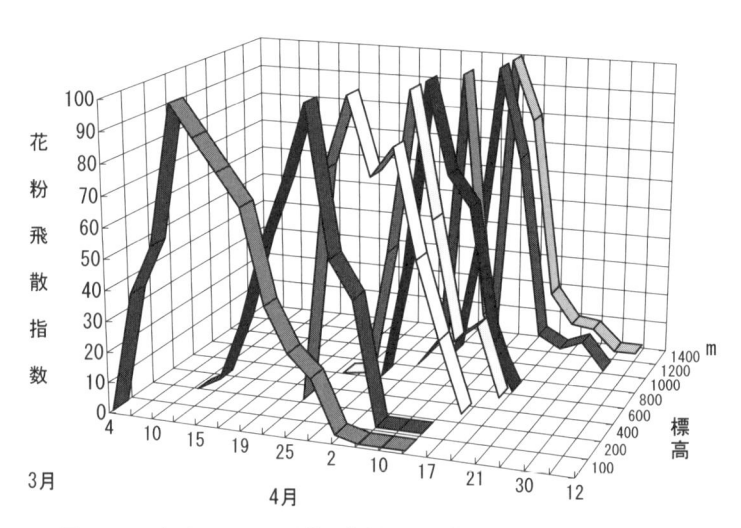

図4-5　標高によるスギ林の花粉飛散開始日と花粉飛散指数の変化

散の影響は小さく、最初の高いピークは標高200mのスギ林の花粉飛散が最大に達したときに記録されています。その後、スギ林の花粉飛散のピークは、標高の高いスギ林へと移動していくのに伴い、それぞれのスギ林からの花粉飛散の影響を受けて多くのピークがつくられます。標高200m、400mの観測点のスギ空中花粉数は多くのスギ林からの花粉飛散の影響を受けていくつかのピークが形成されますが、最大のピークは、観測点に近いスギ林の花粉飛散が最大に達したときに観測されています。

第5章　全国におけるスギ空中花粉飛散の特徴

　観測地点でのスギ花粉飛散数は、その年の雄花の生産量、近くのスギ林の面積、スギ林からの距離、スギ林の雄花の開花ステージ、地形、天候などの多くの要因によって影響を受けます。したがって、スギ空中花粉飛散数の予測は、これらの条件を考慮しなければなりません。一般には、何年も同じ観測点で調査を行っていれば、それぞれの地域の特徴が分かります。

■　新潟県のスギ空中花粉飛散

　新潟県は佐渡と本州の日本海側中央部に位置する地域とに分けられますが、地域によってその花粉飛散特性は大きく異なっています。

・山地部（村松町）、平野部（白根市）、海岸部（新潟市）におけるスギ空中花粉の特徴（新潟市に転勤したら花粉症が治った？）

　　新潟市ではよく、「男の子とスギは育たない」といわれており、医療が貧弱な昔は、男の子は育てにくかったのでしょう。現在では、目覚ましい医療の発達によって、男子も女子もほぼ同じように育てることができるようになりました。しかし、スギだけは、今でも育てることが非常に困難です。スギは、水分条件の良い腐植層の厚い土地を好み、日本に自生する樹木の中では成長が最も早いものです。新潟市の中心部は阿賀野川と信濃川の下流に位置し、上流から運ばれてきた砂が堆積した土地が広がっています。このため、水分の保持力は弱く、夏は乾燥してスギが生育できる条件にはなりません。適する主な樹種としては、クロマツ、ポプラ、ニセアカシアなどの乾燥に耐える植物です。

そのため、新潟市周辺にはスギ林が極めて少なく、新潟市内のスギ花粉総飛散数は、多い年でも2,600個／cm²、少ない年では100個／cm²前後、平均しても1,600個／cm²前後です。他都市から転入してきた人が、新潟に来てから花粉症が治ったと感じるのはこのためです（図5－1）。

平野部（白根市）では広大な田園地帯が広がり、神社などの周辺を除けばスギ林はほとんどありません。この地域では北西の風が吹く日は角田山周辺に植栽されているスギ林からの花粉飛散が認められます。また、南の風が吹く日は、村松町周辺から大量の花粉が飛散します。しかし、スギ花粉総飛散数は350～3,500個／cm²、平均1,900個／cm²前後で花粉飛散量は少ないといえます。

山岳部（村松町）では、スギ人工林が多いためスギ空中花粉数はほかの2地域に比べ著しく多くなり、1,200～8,900個／cm²、平均4,200個／cm²で海岸部、平野部の2倍以上のスギ空中花粉数を記録します。ま

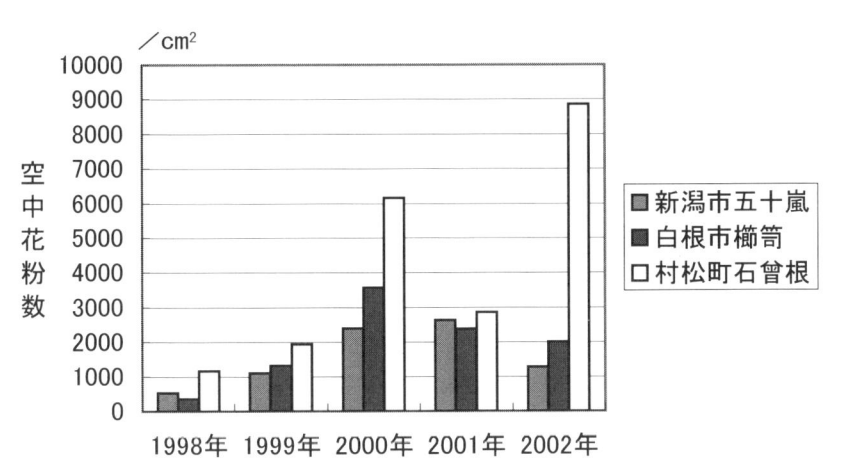

図5－1　1998年～2002年における新潟市、白根市、村松町のスギ空中花粉総飛散数

た、村松ではスギ林の開花時期が遅くなるので花粉飛散期間がほかの地域より長くなります。
・佐渡におけるスギ空中花粉

　佐渡は日本で沖縄に次いで大きい離島で、大佐渡の佐渡山地の尾根筋にはスギが天然分布しています。人工林は、大佐渡の佐渡山地と小佐渡の小佐渡丘陵に多く植栽されています。外海府に位置する佐渡市岩谷口（旧相川町）、大佐渡と小佐渡の間に位置する佐渡市北新保（旧金井町新保）、内海府に位置する佐渡市多田（旧畑野町）のスギ花粉総飛散数には、それぞれの特徴が認められます。佐渡中央の旧金井町地区では933〜4,895個で、ほかの観測点よりスギ花粉総飛散数が多くなっています。これに対し、岩谷口では255〜2,208個で旧金井町地区の1／2から1／3程度でした。風の方位とスギ空中花粉数を比較すると、旧金井町地区の場合は、どの方位からの風によっても大量のスギ花粉が運ばれてきます。これは、観測点が大佐渡と小佐渡に挟まれた中間点に位置するため、大佐渡と小佐渡の両方に植栽されているスギ林からの花粉を補足するためと考えられます。これに対し、岩谷口の場合は、外海部に面した北からの風によって花粉が運ばれてくることはないため、花粉飛散量が少なくなると考えられます。多田の場合は、北東の風の日に多くの花粉が観測されており、海からの風では花粉飛散量はほとんど認められません。また、南の風でもスギ空中花粉はほとんど観測されないことから、花粉飛散数の多い年でも、日本海を渡って本州からの花粉飛散はほとんど無いと考えられます（図5−2）。
・新潟県におけるスギ花粉飛散予報の問題

　このように、新潟県の場合は、スギ林の面積や地理的要因によってスギ空中花粉総飛散数は著しく異なります。したがって、スギ花粉飛

第5章　全国におけるスギ空中花粉飛散の特徴　47

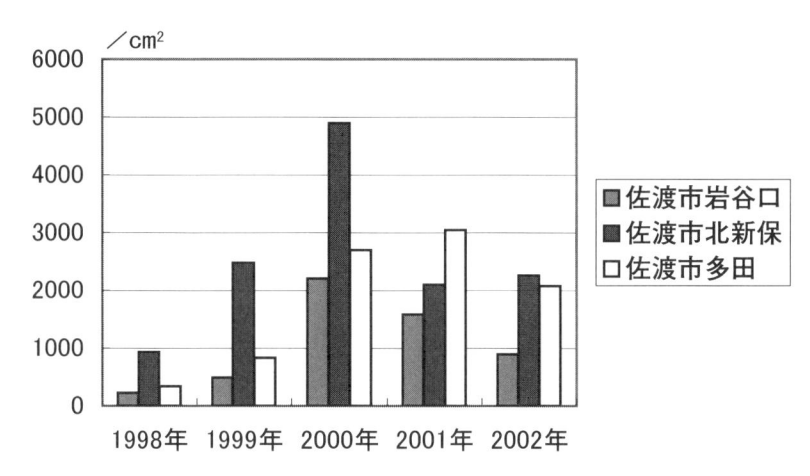

図5－2　1998年～2002年における佐渡市岩谷口、佐渡市北新保、佐渡市多田におけるスギ空中花粉総飛散数

散予報はこのような要因を考慮しなければなりません。しかし、新潟県の一般紙に提供されている花粉飛散予報は、佐渡、上越、中越、下越の区分しかなく予報が画一的です。新潟県内の新聞に掲載される花粉飛散情報は3月1日から始まり4月30日に終了します。予報対象地域は前述のように佐渡、上越、中越、下越に区分され、花粉の飛散数は少ない（0～10個）、やや多い（10～30個）、多い（30～50個）、非常に多い（50個以上）に区分されています。図5－3は、2002年に佐渡市岩谷口（旧相川町）、佐渡市北新保（旧金井町新保）、佐渡市多田（旧畑野町）、新潟市五十嵐、白根市、村松町の各地点で実際に観測されたスギ花粉飛散数と新聞に掲載た花粉飛散数の予測との適合性を旬別に示したものです。いずれの地点でも花粉がほとんど飛散していない時期の適合性は高いのですが、大量に花粉が飛散している時期の適合度は10％前後と著しく低くなっています。このように花粉が大量に飛散し

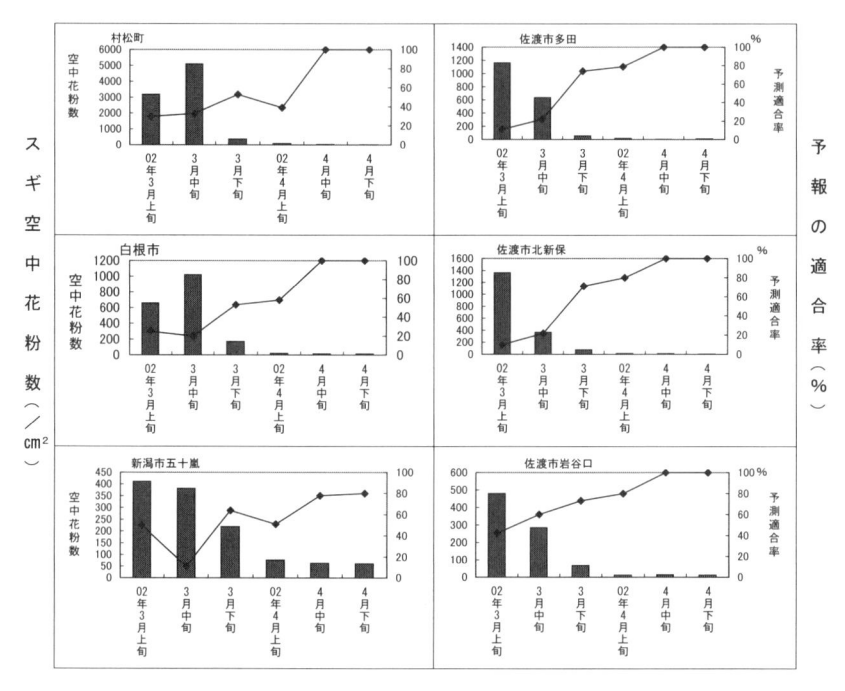

図5－3 2002年における新潟市、白根市、村松町、佐渡市岩谷口、佐渡市北新保、佐渡市多田におけるスギ空中花粉観測数と予測の適合性

ている時期の適合度が低ければ、花粉飛散予報としてはほとんど意味を持たなくなります。

　このように花粉飛散予報の適合度が悪くなる理由は、土地の特性を全く考慮していないことが大きな要因といえます。少なくとも、海岸部、平野部、山間地における花粉飛散の特徴を把握する必要があるでしょう。また、スギ林からいつ花粉が飛散するかを把握することが、花粉飛散情報の精度を向上させるカギになります。

■ 富山県の花粉飛散の特徴

　富山県は本州中央部の日本海側に位置し、北は日本海に面し、東、南、西の県境は、標高3000mの山々が連なっています。山岳地帯から海岸にかけては、黒部川、常願寺川、神通川、庄川などの大きな河川の扇状地に形成された平野部が広がっています。したがって、富山県の場合は石川県との県境を除けば、県外から飛散する花粉の影響を極めて受けにくい地域と考えられます。

　スギ空中花粉の調査地を設定した常願寺川流域は、県の中央に位置し海岸から県境まではおよそ50kmです。スギ人工林は、平野部から標高1400mまで分布していますが、標高100m以下の地帯でのスギ林の密度は、2.7％と非常に少なくなっています。

　観測点A（標高3m）は海岸から500m離れており、観測点から南へ10km、標高20mまでの市街地においてスギ林の分布はほとんど認められません。また、観測点B（標高15m）では花粉の飛散源となる最も近いスギ林までの距離は2kmあります。従って、これらの観測点で観測されるスギ花粉は、観測点より南に位置する標高の高いスギ林からの花粉と考えられます。観測点C（標高70m）は海岸から南へ10～20km、標高70mに位置し、田園地帯であり、屋敷林を中心としてスギが点在します。標高100～200m地帯のスギ林の密度は、15.4％とやや多くなり、この地帯からスギ林の密度が増加していきます。標高200～400mの地帯のスギ林密度は21.2％で、標高400～600m地帯の20.6％と並んで、最も高いスギ人工林地帯です。観測点D（標高230m）は海岸から南へ17km、標高230mに位置し、平野部から山間地へと変わる地点です。ここには20～40年の比較的若いスギ人工林が分布しています。観測点E（標高400m）は海岸から21km南へ位置しています。林齢60～400年生の老齢林が周囲に分布し

ており、観測点Dの周囲に分布するスギ林よりも樹齢が高くなっています。標高600〜800mの地帯のスギ林密度は15.4％、800〜1,200mの地帯では6.1％と小さくなります。観測点F（標高800m）は標高800mに位置し、この観測点より北側の標高の低い地帯は人工林が、また、これより標高の高い地帯では広葉樹林が優占しています。なお、観測点C、D、E、Fでは、およそ50m以内にスギ林が分布しています（図5－4）。

1991年（平成3年）〜1996年（平成8年）のスギ空中花粉総飛散数は、スギ林が周囲に分布する観測点C、D、E、Fでは、それぞれの地域におけるスギ林の密度に対応して変化しています。豊作年であった1991年と1995年（平成7年）をみると、スギ林の密度の最も高い観測点Eで最も多く、スギ林の密度が最も低い観測点Fでは最も低い値を示しました。観測点C、Dでは、その中間の値を示しました。また、周囲にスギ林の少ない観測点A、Bでは、周囲にスギ林のある観測点C、D、Eよりも

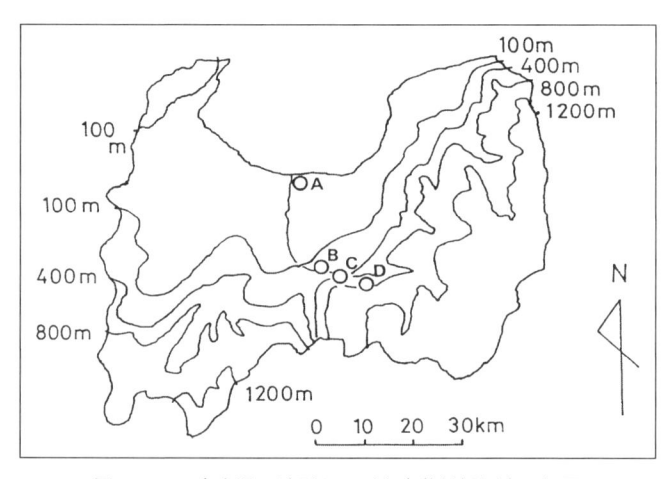

図5－4　富山県の地形とスギ空中花粉観測点の概要

著しく少なくなっています。スギ林より大量の花粉が飛散する北側に位置する観測点A、Bでは、スギ林より最も離れている観測点Aの方が少なくなっています。また、観測点Fの花粉飛散数は観測点の中で最も少ない値を示しています。この地域ではスギの花粉が飛散する時期には南風が吹くと気温が上昇し、大量の花粉が飛散します。観測点Fは、スギ林分布の南側に位置しているため、観測点の中で最も少ない花粉数を記録すると思われます。したがって、観測点のスギ花粉飛散総数は、基本的に観測点とスギ林との距離や、観測点の近くに分布しているスギ林の密度に大きく左右されるといえます（図5－5）。

　各測定年のスギ花粉総飛散数とスギ林の平均着花指数はきわめて高い正の相関を示すことから、観測点近くのスギ林の着花指数は、観測点のスギ花粉飛散数に大きな影響を及ぼすと考えられます。標高ごとの着花指数を見ると、豊作年では標高における着花指数の差は少なく、全体に高い値を示しました。一方で不作年の場合には、標高が高くなるほど着花量が少なくなる傾向を示しました。このことは、標高が高く、スギ林の密度の高い地帯では、豊作年に多量の花粉が生産され、不作年では、相対的にスギ林花粉生産量が少ないことを意味しています。スギ林の密度が最も高い標高400m地帯に設置された観測点Eでは、スギ林花粉総飛散数の年変動が最も大きく、また、標高が低くスギ林から最も遠い地帯に設置された観測点A、Bで年変動が最も小さいのは、このような理由によると考えられます。

　スギ雄花の着花指数は、豊作年においては、標高の差による違いが少なくなります（図5－5）。しかし、不作年である1992年（平成4年）や1996年では、標高の低いスギ林では着花指数が高く、標高の高いスギ林では低くなっており、標高600m付近ではほとんど0に近い値を示します。ス

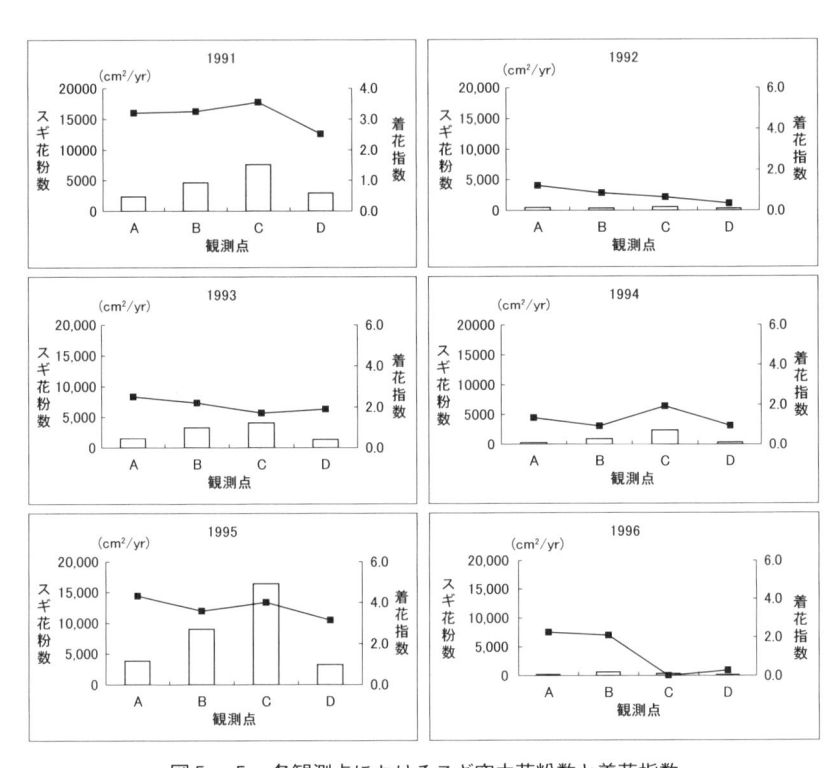

図5－5　各観測点におけるスギ空中花粉数と着花指数

ギ雄花の着花は、前年の着花によるスギの生理的変化にも影響を受けますが、基本的に7月の平均気温と高い正の相関を示します。富山県の場合は、7月の平均気温が24.5℃より低ければ不作年に、高ければ豊作年になる例が多く見られます。1983年（昭和58年）から1996年まで富山の気象台で観測した7月の平均気温は、最低で22.2℃、最高で26.9℃でした。スギ雄花の豊凶の境となる24.5℃と富山気象台で観測した最低気温との差は2.3℃、最高との差は2.9℃でした。ジベレリン処理をしたスギを20〜

30℃に設定した人工気象器で培養すると、培養温度が高くなるほど雄花の着花量が多くなり、20℃では雄花が全く生産されません。標高100mにつき気温は0.56℃低くなると仮定すると、標高600m地帯では、平地より平均気温が3.67℃低くなります。気温の低い不作年で、標高の高い地帯で雄花の生産量が著しく減少するのは、標高の違いによる温度差が花粉の分化に影響を及ぼしているのではないかと考えられます。

■ **全国9地点の過去14年間におけるスギ空中花粉の動向**

1987年（昭和62年）から2000年（平成12年）にかけて宮城県（東北大学）、新潟県（藤崎医院）、富山県（富山医科薬科大学）、神奈川県（国立相模原病院）、島根県（国立療養所松江病院）、和歌山県（日本赤十字和歌山医療センター）、高知県（国立高知病院）、福岡県（国立療養所南福岡病院）、熊本県（熊本大学）の9地点で行われた、スギ空中花粉調査結果と31年生以上のスギ林面積の推移との関連について検討しました。

■ **気温の変化とスギ林面積の推移**

1976年（昭和51年）から2000年における各月の平均気温は、いずれの観測地点でも上昇傾向が認められます。スギ花粉総飛散数と高い相関を示す前年7月の平均気温は、14年間で0.33～0.81℃上昇していました。また、スギ雄花の休眠と開花に関係する11月、12月、1月、2月の冬期間の平均気温も上昇傾向が認められ、特に1月の上昇率が最も高くなっていました（図5－6）。

各県の31年生以上のスギ林面積は県によって大きく異なっており、最も面積の小さい神奈川県では2000年で1万6253ha、対して最も面積の大きい高知県では12万6466haと、およそ7.8倍の違いがありました（図5－

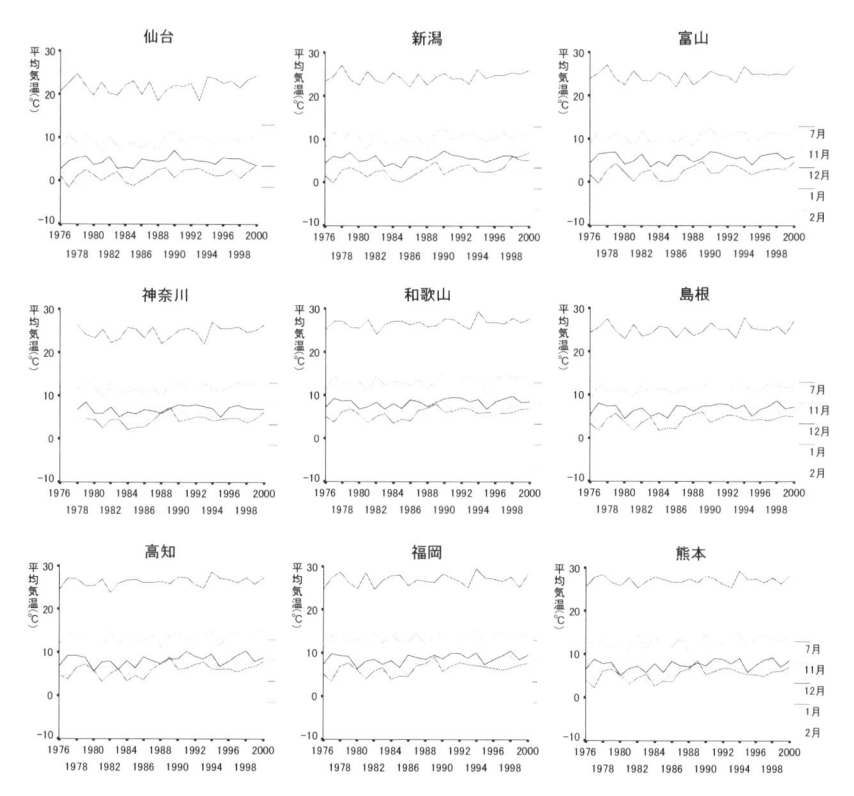

図5－6　宮城県、新潟県、富山県、神奈川県、島根県、和歌山県、高知県、福岡県における1976年～2000年までの7月、11月、12月、1月、2月の平均気温の変化

7）。1980年（昭和55年）から2000年までの各県のスギ林面積の増加量は1万1988～10万7611haでした。スギ林面積の増加率のもっとも小さい新潟県でも3万871～9万1483haと約3倍に増加し、増加率のもっとも大きい宮城県では1万2346～8万6361haと約7倍にも増加しました。

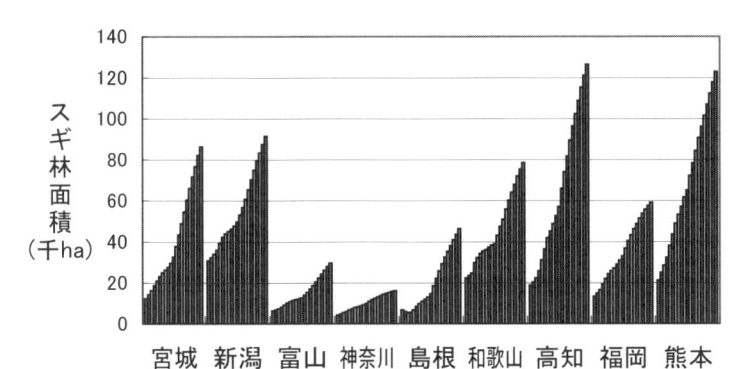

図5－7　1980－2000年における31年生以上の推定スギ林面積の推移

・スギ花粉飛散開始日

　1987～2000年の14年間で、スギ花粉飛散開始日は北に位置する宮城、新潟、富山、島根では0.3～8.4日早くなる傾向を示しましたが、神奈川、和歌山、高知、福岡、熊本では1.7～10.0日遅くなる傾向を示しました（図5－8）。スギ花粉の飛散開始日は雄花の休眠覚醒と密接な関係があります。一般に雄花の休眠は11月中旬以降6℃以下の低温に40日以上さらされれば完全に覚醒します。前述の飛散開始日が早くなった地域をみると、緯度が高く気温が低い地域が多くなっています。このような地域では、地球の温暖化に伴って晩秋、初冬の気温が多少上がったとしてもスギ雄花の休眠覚醒時期が変わらないため、休眠が覚醒する晩冬期の気温が高くなるとスギ花粉飛散開始日が早くなるのです。一方、飛散開始日が遅くなった地域には、緯度が低く気温が高い地域が多くみられます。このような地域では晩秋から初冬の気温が上昇すると、スギの休眠覚醒に必要な気温に達しなくなることがあります。そのためにスギ雄花の休眠覚醒が遅れたり、休眠が完全に覚醒し

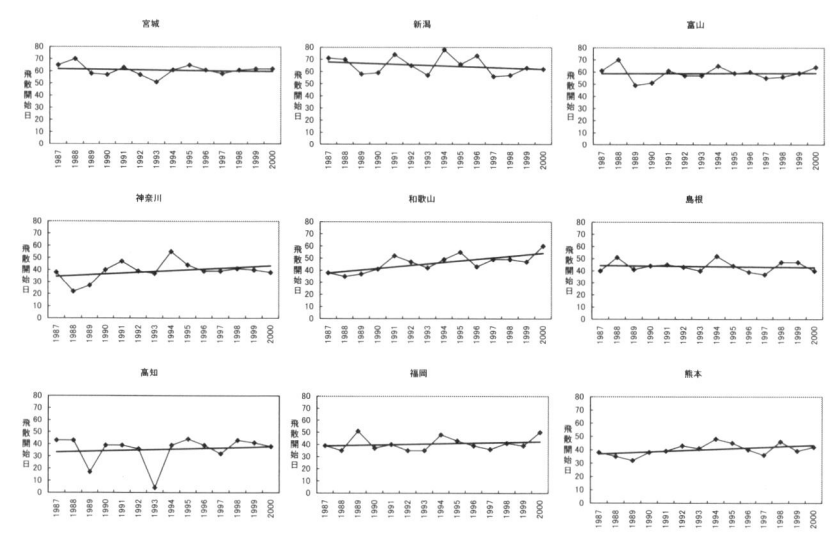

図5－8　1987－2000年におけるスギ花粉飛散開始日の推移
飛散開始日は1／1からスギ花粉が2日以上はじめて観測された日までの累計

ないことがあると、開花に必要な積算温度が高くなるため、スギ花粉飛散開始日が遅くなることが考えられます。

・スギ空中花粉総飛散数

　また、スギ空中花粉総飛散数は、観測地点によって大きく異なり、14年間の平均花粉総飛散数は福岡で823個、神奈川で3888個と飛散数の多い観測地点は少ない観測地点の約4.7倍でした（図5－9）。傾向分析により算出した14年間の花粉総飛散数の増加量は、有意な影響は検出されませんでしたが、全地点で増加傾向がみられました。増加量の最も少ない熊本で1.1倍、最も大きい島根で1.8倍でした。また、花粉総飛散数はいずれの地域においてもほぼ同調して増減していました。しかし、1999年（平成11年）から2000年にかけては、北に位置する宮城県、

第5章 全国におけるスギ空中花粉飛散の特徴　57

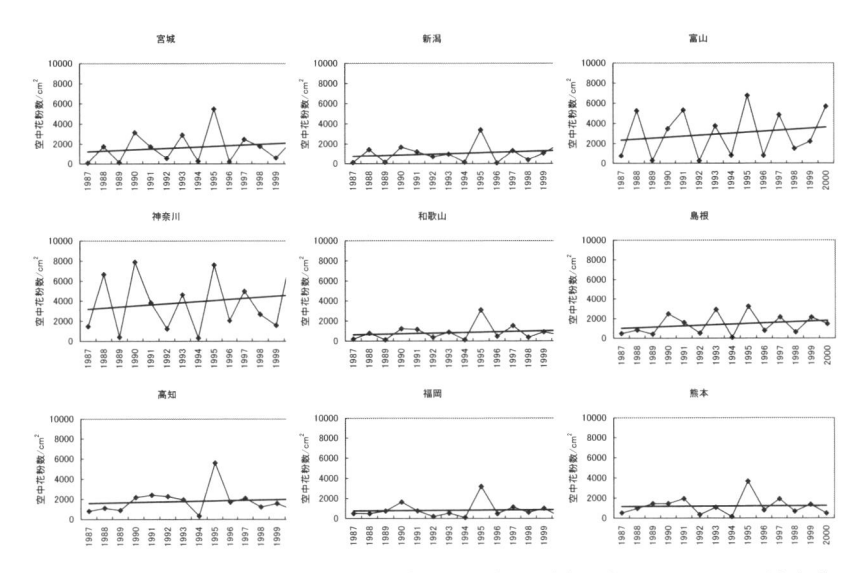

図5－9　宮城、新潟、富山、神奈川、島根、和歌山、高知、福岡におけるスギ空中花粉総飛散数の推移（1987－2000）

　新潟県、富山県、神奈川県では前年より増加していますが、南に位置する和歌山県、島根県、高知県、福岡県、熊本県では前年よりも減少しており、地域によって花粉飛散の増加傾向が異なっていました。特に1994年はスギ空中花粉総飛散数が少なく、7月の平均気温が高かったため、1995年は神奈川県を除いたほかの地点で、スギ空中花粉総飛散数が3,094～7,613個／cm^{2}と、過去の最大飛散数よりも著しく高い値を示しました。

　スギ花粉総飛散数が前年7月の平均気温および31年生以上のスギ林面積から受ける影響を検討すると、全体の予測式によく適合します。一方で前年7月の平均気温と翌年のスギ花粉飛散総数の間では正の相関がみられましたが、31年生以上のスギ林面積との間では相関は認め

られませんでした。

　観測地点の半径5km以内に分布するスギ林面積と平均スギ花粉総飛散数との相関関係を見ると、周囲にスギ林が多い観測地点はスギ花粉総飛散数が多いという傾向がみられました(図5-10)。このことは、観測点のスギ花粉飛散数は近くにある花粉源の影響を強く受けることを示唆しています。

　これまでスギ空中花粉総飛散数の増加した要因として、スギ林面積の増加が挙げられています。今回の調査から、スギ林面積の増加と観測地点の花粉飛散数との間に全く相関が認められなかった理由としては、スギ林の増加している地域と観測点が大きく離れていることが挙げられます。花粉の飛散濃度は花粉発生源からの距離m乗に反比例する(Gregory 1973)ことから、スギ造林面積が増加した山間部でのスギ花粉生産量が著しく増加しても、都市部の観測地点に到達する花粉数は、少なくなるためと考えられます。

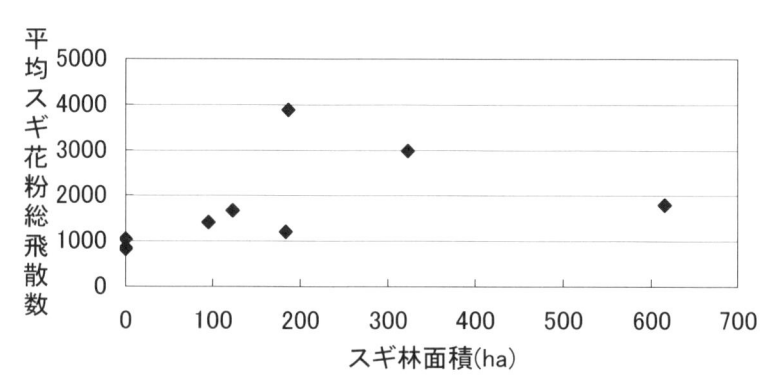

図5-10　観測地点の半径5km以内に分布するスギ林面積と平均スギ花粉総飛散数の関係

■ 地球の温暖化が日本のスギ花粉飛散に及ぼす影響

　地球の平均地表気温は、100年当たり約0.6℃の割合で上昇しているといわれています。特に1976年以降の気温の上昇速度は過去のデータ解析の2倍であることが報告されています。事実、1986年から2000年までの14年間における宮城県から熊本県までの全国9地点で、11月から2月にかけての2カ月間の月平均気温は0.34℃～2.06℃上昇しています。地球の温暖化に伴う気温の上昇は、日本のスギ花粉飛散に大きな影響を及ぼすと考えられます。今後スギ林の伐採が進まず、花粉を大量に飛散させるスギ林が増加し続ける条件下では、以下のような影響が出ると考えられます。

　スギ空中花粉総飛散数：スギ空中花粉飛散数については、雄花の生産量が気温の上昇に伴って増加することから、今後も増加し続けると考えられます。平年の花粉飛散年では、人口密集地帯に飛散する花粉は、平野部かそれに近いところに生育しているスギ林からの花粉が主でした。しかし、温暖化が進めば、これまで花粉をあまり生産していなかった山地のスギ林における雄花の生産量が急増するため、人口密集地帯のスギ花粉数は急増し、豊作年と凶作年の差が大きくなると予測されます。

　スギの花粉飛散開始日：西日本では、温暖化に伴って冬期間の平均気温が9℃以上の日が多くなり、雄花の休眠の覚醒が遅れ、花粉飛散開始日が遅くなることが予想されます。また、北日本では、温暖化によって冬季の平均気温が上昇したとしても、平均気温が雄花の休眠覚醒に障害がでる9℃以上になることは少ないので、例年どおり雄花の休眠が覚醒します。したがって、温暖化によって休眠覚醒後の気温が高くなると、スギ花粉飛散開始時期が大幅に早くなると考えられます。

　秋冬期の花粉飛散：スギ雄花は10月の気温が著しく高くなれば、休眠

せずに11月、12月にかけて開花し、花粉を飛散する個体が発生します。雄花の着花量が多くなれば秋冬期に花粉を飛散させる個体も多くなると予想されることから、初冬期の花粉飛散が大きな問題になると考えられます。

　夏期の花粉飛散：スギの雄花の生産量が多くなれば、花粉飛散期に開花せず夏まで樹上に残っている雄花が増加します。花粉の飛散量はさほど多くありませんが、花粉症に敏感な方はスギ林の近くでは注意が必要でしょう。

第6章　スギ林の花粉飛散対策
（真実を知ることが必要）

　すべてのスギを伐採してしまえば、日本に"スギ花粉症"は発症しなくなります。しかし、"花粉症"を引き起こす樹木はスギだけではありません。ヒノキを含め多くの樹木の花粉は花粉症を引き起こす原因物質になります。スギが日本から無くなったとしても、私たちを取り巻く環境がこのままであれば、スギに変わる花粉症原因物質が増加すると考えられます。

　スギはその適地に植栽すれば、日本に生育する樹木の中では最も成長が早く、地球温暖化要因の一つとなっている二酸化炭素の同化能力が高く、冬に落葉しないその針葉は、大気中の汚染物質を取り除くフィルター効果を発揮し、大気の浄化作用が高いと考えられます。また、スギ林の管理が適切に行われれば、森林での治山機能もきわめて大きいものです。日本人がスギと共存するためには、スギ林からの花粉飛散をいかにコントロールするかが大きな課題です。

■　**スギ林の施業による方法（効果はほとんど期待できない）**
　一般にスギはha当たり2,500〜5,000本が植栽されます。植栽後5〜7年間は植栽したスギが雑草に被圧されないように下草刈が行われ、その後、気象害などを防ぎ均質な柱を生産するために伐期まで4〜5回の除伐、間伐を行い密度をコントロールします。そのほかに、節の無い材を生産するために2〜3回の枝打ちを行います。そして、スギ林は40〜50年で主伐期（利用可能な大きさ）に達します。

　スギ花粉総飛散数の増加は、スギ林の保育管理の遅れにあることが指

摘されています。しかし、ヘクタールあたり2,500〜3,000本植えられたスギ林の場合は、通常の除伐、間伐によって林内の照度が高くなるので、雄花を着花させる針葉が増加します。そのために除伐、間伐によってむしろ雄花の生産量が増加してしまいます。また、スギの下枝には雄花が着花しないので、枝打は通常の高さよりも高くないと効果がありません。したがって、除伐、間伐、枝打ちなどの施行によるスギ林の花粉飛散抑制は、ほとんど期待できません。しかし、除伐、間伐、枝打は良い材を作るために必要な施行です。一方、北山や吉野地方で行われているようにha当たり5,000〜1万本の高密度のスギを植栽し、下草刈りと軽度の除間伐を繰り返す日本の伝統的な森林管理は、スギ林内の照度を低く保つため雄花の生産量を少なく抑えます。しかし、このような高密度のスギ林の管理は花粉飛散を抑制するのに理想的です。しかしこのような管理は人手がかかり、また、雪害などに弱くなるため、雪の多い地帯では採用できません。

■ 育種による方法

・花粉の少ないスギの利用

　育種(改良によって新しい品種を育てること)によるスギ花粉飛散対策としては2つの方法が考えられます。一つは、林木育種センターが開発を行っている花粉の少ないスギを利用する方法です。スギの雄花の着花特性は個体によって異なります。この特性を利用して、精英樹(一つの森林の中でずばぬけて形・質が優秀な木)の中で花粉の少ないスギを選抜し、それを事業的に利用する試みがなされています。全国のスギ精英樹3,700本の中から花粉の少ないスギの候補木が112個体選抜され、実用的な苗木の供給が行われています。現在のところ、この花粉の少

第6章　スギ林の花粉飛散対策　　63

ないスギの花粉生産量は、ほかの個体に比べ1％以下であることが報告されています。このことから、花粉の少ないスギを利用することも、スギ林からの花粉飛散量を抑制する手段の一つになります。

　また、一般に多くのさし木品種は、実生に比較して雄花の着花量は少ない。九州地方では、スギの人工林率がほかの地域に比較して高いのに、スギ花粉総飛散数が少ないことが知られています。これは、九州地方で植栽されているさし木品種における雄花の着花量が少ないためと考えられます。しかし、雄花の着花特性は樹齢によって変化します。さし木の場合、幼齢期では少ないものの、50年以上の高齢になると着花量が多くなる品種があります（図6－1）。図6－2は、1978年（昭和53年）から10年間の富山市と福岡市のスギ空中花粉総飛散数を示

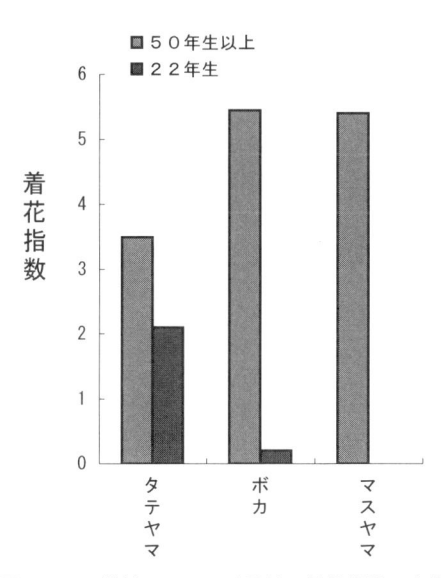

図6－1　樹齢によるスギ品種の着花指数の変化

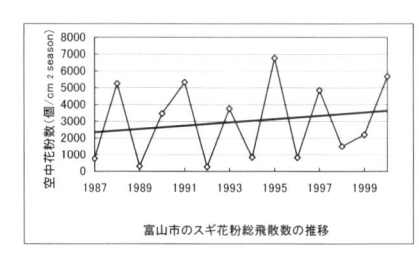

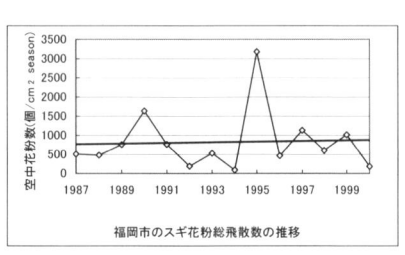

図6－2　富山市（スギ実生造林地帯）と福岡市（スギさし木造林地帯）のスギ花粉総飛散数の推移

したものです。富山市の場合は、スギ花粉総飛散数の変動が大きく、年々増加する傾向を示しています。それに対し、さし木地帯である九州の福岡市の場合は、全体的にスギ花粉総飛散数は少なく、年変動も少なくなっています。しかし、前年7月の気温が非常に高かった1995年（平成7年）のスギ花粉総飛散数は、平年の3倍近くまで跳ね上がっており、花粉の少ないさし木品種でも気温の高い年には、大量の雄花を生産することを示しています。今後の地球の温暖化などを考えると、スギ林からの花粉飛散対策は、花粉の少ないさし木品種の利用だけでは対応できないと考えられます。

・スギ雄性不稔（無花粉スギ）の利用

　もう一つの育種による対策は、新潟大学や富山県、福島県の林業試験場で開発している花粉が形成されないスギ雄性不稔個体を用いることです。富山県で発見された花粉を全く生産しない雄性不稔個体は（図6－3）、一対の劣性不稔遺伝子に支配されており、戻し交配（雄性不稔×雄性不稔の子供）により品種改良が可能であることが明らかになりました（Taira, 1999）。雄性不稔個体を造林用の苗として用いる場合は、雄性不稔個体と全国各地の優良なスギと交配し、生産された苗

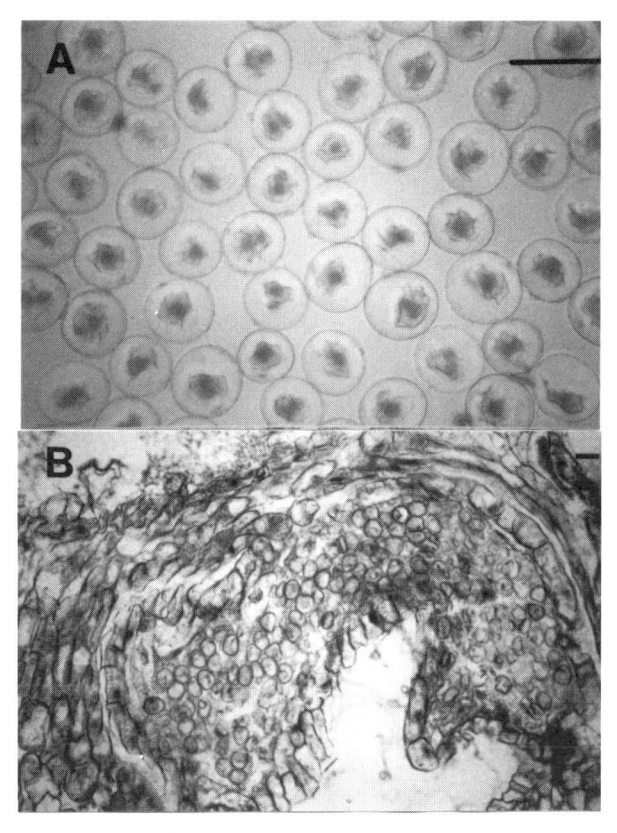

図6-3　富山で発見されたスギ雄性不稔個体
　　　　A　正常個体
　　　　B　不稔個体　花粉が退化し固まっている

の成長や材質などについて検定しなければなりません。このスギ雄性不稔を利用した花粉の形成されないスギの開発で一番問題になることは、近交弱勢(近親交配による劣性遺伝子の発現)です。これを防ぐには、同じ遺伝子で支配されている雄性不稔個体を複数選抜する必要があり

ますが、現在、富山県で選抜されたスギ雄性不稔個体以外にも新潟県で10個体、福島県で3個体雄性不稔個体が発見されています（図6－4）。それらの中には、雄性不稔が同じ遺伝子で支配されている個体が複数発見されています。また、全国の精英樹の中にも、富山の不稔個体と同じ遺伝子をヘテロ（異種・異型の意味）で持っている個体が複数発見されています。このことから、将来スギ雄性不稔を利用した品種改良が急速に進めることが可能になりました。

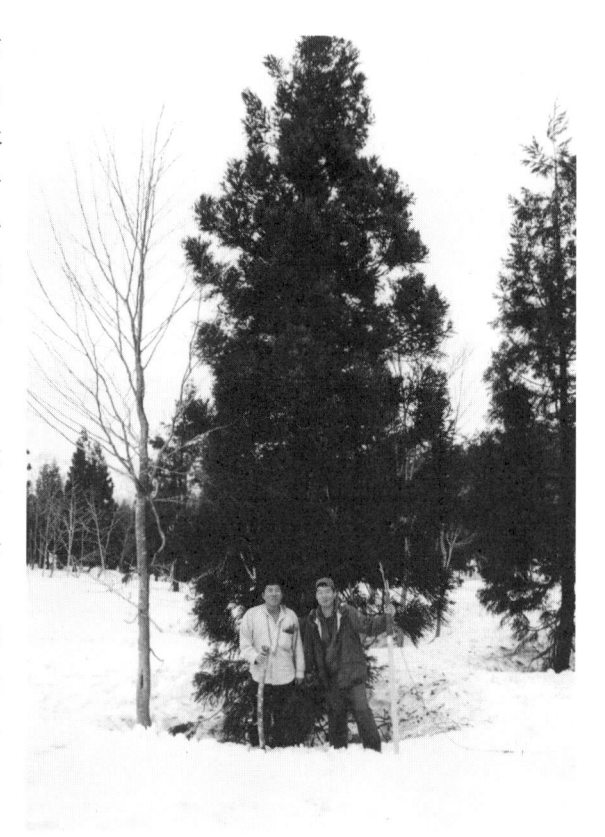

図6－4　選抜されたスギ雄性不稔個体

　林業は農業と違って、収穫するまでの時間が非常に長くかかります。品種改良されたスギが植栽され、その効果が表れるのは50年100年先のことになります。しかし、時間がかかりすぎるといって、対策をとらなければスギ花粉飛散の問題は解決しません。

第7章　スギ花粉症問題を解決するために
　　　　（あなたはどちらを選択しますか）

　「日本人はスギ花粉症を克服できるか」これは、この本のタイトルです。私の楽観的な観点からすれば、「解決できます」と言ってよいでしょう。スギ花粉症は、Ⅰ型アレルギーに属し、スギ花粉に接触すれば必ず発症します。現代の医学をもってしてもこの花粉症を完治することはできないのです。花粉症を発症してから病院へ行って受ける治療は、薬で症状を軽減する対症療法（つらい症状を抑える方法）しかありません。重症な花粉症の人で薬物療法を行っても病状を抑えきれない人を対象に行われている減感作療法（アレルギーの原因である抗原のエキスを徐々に体内に入れることで抗原に対する抵抗力をつける治療法）もありますが、長期間（3年以上）の通院が必要であり、その有効率は50％程度です。したがって、スギ花粉症を克服するには、スギ林からの花粉飛散をなくすることが唯一の方法といえます。そのためには、スギ林を積極的に伐採し、スギを植える必要がない場所にはほかの樹木を、スギの植栽に適した土地には花粉のできない無花粉スギを植えることです。しかし、前にも述べたように、日本の林業は安い木材製品の輸入のため停滞し、産業としての基盤が失われてしまっています。スギ林の伐採促進は、現在の林業の状況からすると実行不可能で非現実的な提案のように思われます。

　ひるがえって、これまで日本の森林が果たした役割を考えてみましょう。それには大きく分けて3つあると思います。1つは、炭や薪などを生産し日本人が必要とするエネルギー源を供給してきたこと。2つめは、柱や板などの建築用資材や家具などの日常必需品を生産する資材を供給してきたことです。3つめは、森林は人間も含めた動植物の生存の

場として豊かな環境を提供してきたことです。日本の森林は温暖な低緯度地方から寒冷な高緯度地方まで広く分布し、降水量も多く、標高3,000mを越える山岳地帯も含まれています。そのため、日本の森林は複雑な環境を作り出し、多様な生物をはぐくんできました。そして、それぞれの地域で特有の樹木で構成される森林が発達しました。このことが、江戸時代に日本に来た外国人に「驚くほど清潔で円熟した文化を築いている」といわしめた源(みなもと)です。1950年代までは、日本人はこの豊かな森林を利用し、森林の利用と経済活動のバランスを取ってきました。しかし、1950年代後半から進められた大規模な拡大造林（広葉樹を伐採してスギ、カラマツなどを植栽する）によって森林のバランスは崩れ、花粉症の原因物質を大量に生産する大面積のスギ林が残されたのです。

　スギ花粉症を克服するためには、利用できる大きさに達したスギ林を伐採し、利用しなければなりません。そして、伐採したスギ林跡地がスギの植栽に不適地ならば広葉樹林に復元し、スギの成長に良好な場合は、花粉の出ない無花粉スギ（雄性不稔個体）を植栽すれば100年、200年という年月がかかりますが、必ず花粉飛散数を激減させることができます。1992年（平成4年）、富山県で発見された無花粉スギの実用化は大きく前進しています。無花粉スギを作るために、27道県のスギ精英樹400クローン（品種）以上が富山の雄性不稔個体と交配され、各県で育成されています。富山県では「はるよこい」という名前の品種が作られ、2010年（平成23年）から苗の生産が始まります。また新潟県では、精英樹を交配して作った苗から実用的な無花粉スギを作るための選抜が進められています。山形県では、雪に強くて花粉の出ないスギの開発が進んでいます。福島県でも新たな雄性不稔個体が選抜され、無花粉スギを生産する体制が整備されつつあります。おそらくここ数年の間には、ほかの多くの県

で地元の精英樹と交配した無花粉スギの系統を用いて、実用的な無花粉スギを生産する体制が整うでしょう。このスギ雄性不稔を利用した無花粉スギの開発で大きな問題になっていた近交弱勢（近縁の個体同士で交配することによって発現する欠点）の克服が、農林水産研究高度化事業で大きく前進しました。新潟大学で選抜した雄性不稔個体の中に、富山で発見された雄性不稔個体と同じ遺伝子で支配されている個体が複数発見されました。このことによって、血縁関係のない不稔個体の子供同士を交配させ、優良な精英樹系統の不稔個体を作り出すことが可能になりました。無花粉スギを生産する体制はこのように確実に整ってきています。

　前段でスギ林からの花粉飛散数を減らすために、スギ林の伐採を促進することは、現在の林業の状況からすると非現実的な提案であるといいました。しかし、スギ林の伐採を促進する方法が1つあります。それは輸入木材製品に関税をかけることです。日本の森林経営が成り立たなくなった最大の原因は、木材の輸入関税が廃止されたことです。安い輸入材に押されてスギ林を伐採しても採算がとれず、大量の花粉を生産する利用可能なスギ林が放置されています。賃金が安く労働条件も悪いため森林関係の現場で働く人は少なく、森林管理の中心を担う森林組合も、国からのさまざまな補助金でやっと成り立っているのが現状です。木材および木材製品の輸入に関税を課し、木材価格を日本の林業が経営できるレベルまで引き上げることが必要です。そうすれば、林業が活性化しスギ材の利用が進み、スギ林からの花粉飛散を抑制する対策講じることができるようになります。しかし、輸入木材製品の関税化は、世界貿易の流れに逆らうものです。

　ここで私たちは、スギ花粉症を克服するために一つの選択をしなければなりません。これまでと同じように豊かな生活を維持するために、自

由貿易を促進し消費（浪費）社会を維持し、花粉症の人は毎年スギ花粉が飛散する2月から4月の3カ月間、じっと我慢して症状に耐え続けるか。それとも、私たちの価値観を変えて自由貿易を制限し、木材輸入製品に対して日本の林業が成り立つ程度の関税を課し、日本の森林を復興させるかです。このことは、国民の中で意見の分かれるところでしょう。地球的な規模でみれば、自由貿易主義を中心とした経済体制はすでに限界に達し、われわれの予想をはるかに上回る速度で環境破壊が進んでいます。多くの人たち（政治家）は環境を保全することは大切であり、緑は重要だとよくいいます。しかし、これを解決する具体的な対策はほとんどとられていません。スギ花粉症の問題は大きな政治の問題であり、その解決は、国民の選択にゆだねられています。

参考文献
　井上栄「文明とアレルギー病」講談社　1992
　斎藤洋三監修「花粉症」NHK出版　1997
　堀田満「植物の分布と分化」三省堂　1974

■著者紹介

平　英彰（たいら・ひであき）
1942年　大阪府吹田市の鉄道官舎で生まれる
　　　　青森県八戸市、富山市で育つ
1965年　信州大学農学部林学科卒業、富山県林政課勤務
1970年　富山県林業試験場造林課勤務
1997年　新潟大学大学院自然科学研究科・教授
専門　スギサシ木品種の分類、スギ天然林の分布、スギの天然更新、スギの雪圧害、スギの育種、スギの花粉飛散特性、スギの休眠覚醒、スギ雄性不稔などスギに関わる研究を行う。

ブックレット新潟大学37　日本人はスギ花粉症を克服できるか

2005年2月20日　初版第1刷発行

編　者──新潟大学大学院自然科学研究科
　　　　　ブックレット新潟大学編集委員会

著　者──平　英彰

発行者──竹田　武英

発行所──新潟日報事業社

　〒951-8131　新潟市白山浦2-645-54
　TEL 025-233-2100　FAX 025-230-1833
　http://www.nnj-net.co.jp

印刷・製本──新高速印刷㈱

©Hideaki Taira　Printed in Japan　ISBN4-86132-097-6

「ブックレット新潟大学」刊行にあたって

　今更言うまでもありませんが大学は教育と研究の場であって、そこでは人類の未来に向けた後継者の育成と幅広く奥深い研究が行われております。而して外部社会からは大学の内部が見えにくいという批判がしばしば出されます。大学はこれを、自らも社会の一員であるという立場に還って謙虚に受け止め、大学内の成果を社会に向けてできるだけ平易に語る必要があります。本シリーズはこの趣旨に沿って書かれており、新潟大学の社会に向けた一つの窓となっています。読者諸賢はこの窓から発せられる光を感じ、またこの窓を通して内部の様子を知っていただき、忌憚のないご意見を賜りたいと思っております。

　さて、この本はスギ研究の第一人者による日本のスギ花粉症に関する本です。「日本人はスギ花粉症を克服できるか」というタイトルの中の「日本人」という字句が示すように、著者はスギ花粉症の真の原因を単純にスギのせいにするのではなく、現代に至る日本の歴史と日本人の生活様式の変遷に置いており（というように私には思われます）、従って克服の方法もそれを国の方針とするならば可能であると言っています。スギ花粉症に悩まされている方々にとってスギ花粉症は克服できるという結論は朗報ですが、その克服には現代社会に対する反省とそれに基づく施策が必要であると説く著者の主張は説得力があります。

2005 年 2 月

新潟大学大学院自然科学研究科
研究科長　　長谷川富市